GAYATRI KATOLE
Neelam Khan
Parimal Katolkar

Estudo fitoquímico e biológico de Phyllanthus Niruri L.

GAYATRI KATOLE
Neelam Khan
Parimal Katolkar

Estudo fitoquímico e biológico de Phyllanthus Niruri L.

Elucidação da estrutura fitoquímica e avaliação biológica de uma planta medicinal indígena para atividade hepatoprotectora

ScienciaScripts

Imprint

Any brand names and product names mentioned in this book are subject to trademark, brand or patent protection and are trademarks or registered trademarks of their respective holders. The use of brand names, product names, common names, trade names, product descriptions etc. even without a particular marking in this work is in no way to be construed to mean that such names may be regarded as unrestricted in respect of trademark and brand protection legislation and could thus be used by anyone.

Cover image: www.ingimage.com

This book is a translation from the original published under ISBN 978-620-7-46750-1.

Publisher:
Sciencia Scripts
is a trademark of
Dodo Books Indian Ocean Ltd. and OmniScriptum S.R.L publishing group

120 High Road, East Finchley, London, N2 9ED, United Kingdom
Str. Armeneasca 28/1, office 1, Chisinau MD-2012, Republic of Moldova, Europe
Printed at: see last page
ISBN: 978-620-8-13969-8

Autor

Dr.. SANGITA N. BHASME /Dr. GAYATRI KATOLE

Professor associado, Faculdade de Farmácia de Nagpur, Nagpur, Maharastra - 441110

Guia

Dr. NEELAM KHAN

Diretor. Faculdade de Farmácia de Almatas, Ujjain Raod, Devas. M.P.

Coautor

Dr. PARIMAL KATOLAKAR

Professor Associado, Faculdade de Farmácia Kamalaneharu, Butibori,

Nagpur. Maharashstra.

PREFÁCIO

O prefácio deve ser escrito pelo candidato, indicando os antecedentes da investigação e as experiências pessoais durante a investigação. O investigador deve incluir uma explicação por capítulos e um estudo crítico efectuado por ele próprio, com observações finais e pontos de investigação importantes que tenham sido incluídos.

Além disso, o investigador pode também incluir pormenores sobre o modelo específico, se utilizado ou concebido durante a investigação/trabalho numa área geográfica específica/uma breve metodologia de investigação e uma lista de resultados específicos, se for caso disso.

Dr. Gayatri Katole

RECONHECIMENTO

Antes de mais, estou profundamente grato a **DEUS VITTHAL** e a **Gajanan Maharaj** por me terem concedido sucesso no meu esforço para completar a minha tese de doutoramento, tal como sonhei.

Sinto-me honrado e privilegiado ao expressar um profundo sentimento de gratidão e humildade ao meu supervisor e mentor, o honorável **Prof. Associado (Dr.) Neelam Khan,** por ter iniciado e sugerido o tema do trabalho, pela sua valiosa orientação, supervisão, sugestões criativas e atenção meticulosa, interesse sustentado e apoio eterno ao longo de todo o curso deste trabalho.

Expresso a minha profunda gratidão ao **Hon'ble Vice-Chanceler, Prof. (Dr.) Sunil. K. Somani, ao respeitado Pró-Vice-Chanceler, Prof. (Dr.) Dhruva Ghai, à Reitora Académica, Prof. (Dr.) Garima Ghai, ao Reitor de Investigação, Prof. (Dr.) R.K. Jain, à Directora Jurídica, Sra. Sonia Thakral, ao Escrivão, Dr. Sanjay Saxena.**

Sinto-me igualmente grato e agradecido ao **Dr. Neetesh Kumar Jain,** ao **Dr. Mahesh Jain,** à **Dra. Niharika Subhedar-Gokhale,** à **Dra. Saroj Yadav,** ao **Dr. Neeraj Sharma e à Dra. Nitu Singh**, na qualidade de painel do comité de revisão criado na universidade para avaliar o progresso do meu trabalho de investigação.

Expresso a minha profunda gratidão ao Dr. R. K. Jain, senhor, Diretor, Investigação, expresso os meus sinceros agradecimentos ao **Dr. Narendra Dighade,** Diretor, e à minha melhor amiga, **Sra. Namrata Mane**, HOD, Nagpur College of Pharmacy, Wanadongri, Nagpur (M.S.)

É com o maior prazer que transcrevo o meu profundo sentimento de gratidão e o meu sincero apreço pelo **Dr. Manoj Charde**, Gov.college of Pharamcy, Karad, Índia, pela sua valiosa orientação, sugestões criativas, interesse sustentado e apoio contínuo ao longo deste trabalho.

Expresso a minha sincera gratidão ao Dr. Sushant Sahu, que me ajudou a utilizar ao máximo a biblioteca. Gostaria de agradecer o forte apoio e a cooperação sincera de todo o pessoal não docente do Departamento de Farmácia da Universidade Oriental de Indore pela sua ajuda sempre que necessário.

Com todo o zelo e alegria, exprimo os meus agradecimentos ao meu querido amigo **Lalchand Devhare,** ao **Dr. Sachin Hiradeve,** ao **Dr. Vaibhav Uplanchiwar,** ao **Dr. Anshu Dudhe** e ao

Aos meus colegas que me apoiaram, inspiraram e encorajaram durante todo o período do meu trabalho de investigação.

A bem-aventurança e a euforia que acompanham a conclusão bem-sucedida de qualquer tarefa não estariam completas sem a expressão de apreço de simples virtude às pessoas que a tornaram possível, pelo que, com profunda gratidão, agradeço a todos aqueles cuja orientação e encorajamento permitiram concluir com êxito este trabalho.

Gostaria de agradecer à minha mãe, a **Sra. Chandrabhagabai Bhasme**, que é a motivadora pelo seu incentivo e apoio constantes.

As minhas adoráveis filhas **Bhumi/Flaguni e Sukhada** têm sido uma fonte imensa de amor e apoio incessantes. Não esquecendo os meus queridos irmãos Sandip e irmãs **Bhagwati tai, Anita tai, Anju tai, Rajeshri tai, Yogita, Nilima** e todos os membros da minha família cuja paciência, compreensão, apoio infalível e encorajamento, mesmo nas circunstâncias mais desesperadas, me inspiraram em cada passo do caminho. O meu apoio em toda a minha situação financeira e nos altos e baixos da vida é o meu querido **irmão Sandip Bhasme**, que, como um pai, cuidou de mim em todas as situações difíceis. As minhas mãos cooperantes são as minhas irmãs, que cuidam sempre de mim em qualquer situação difícil.

Por último, gostaria de agradecer a todas as pessoas que, direta ou indiretamente, contribuíram para a realização bem sucedida desta tese e cujos nomes me escaparam, sem o saber, para tornar este projeto digno de ser realizado.

Dr. Sangita N. Bhasme

Dr. Gayatri R Katole

ÍNDICE DE CONTEÚDOS

LISTA DE ABREVIATURAS

gm/dl	Grama por deciletro
mg/dl	miligrama por deciletro
RIF+INH	Rifampicina e isoniazida
AEPN	Extrato em acetona de Phyllanthus Niruri
AQEPN	Extrato aquoso de Phyllanthus Niruri
EEPN	Extrato aquoso de Phyllanthus Niruri
ATP	Trifosfato de adenosina
AICE	Comité de Ética Animal do Instituto

RESUMO

A presente proposta de estudo foi concebida para o desenvolvimento e avaliação de uma gestão eficaz das doenças do fígado utilizando algumas das plantas indígenas viz; *Phyllanthus niruri*.

Os materiais vegetais secos à sombra, em pó grosseiro, seleccionados para as actividades hepatoprotectoras foram submetidos a extração com diferentes sistemas de solventes.

Após a concentração, os extractos são submetidos a uma investigação física e fitoquímica preliminar para avaliar a qualidade do material vegetal e compreender a natureza dos constituintes activos presentes.

A atividade hepatoprotectora é realizada contra CCl4, paracetamol, etanol e INH-RIF induzida em ratos hepatotóxicos. Havia 36 grupos com 6 animais em cada grupo tratados com os extremos AEPN, AQEPN, EEPN (500 mg/kg, p.o) e a silimarina (25 mg/kg, p.o) foi utilizada como padrão. Os resultados da investigação fitoquímica revelaram a presença de vários fitoconstituintes como glicosídeos, hidratos de carbono, proteínas, aminoácidos, esteróis, triterpenos, compostos fenólicos totais, flavonóides e saponinas. Sabe-se que os fitoconstituintes como os flavonóides, os terpinóides, os glicosídeos e as saponinas possuem actividades hepatoprotectoras em animais.

Os resultados de todas as actividades hepatoprotectoras foram encorajadores e mostraram uma atividade hepatoprotectora promissora.

Palavras-chave: Planta indígena, hepatoprotectora, fitoquímica, AEPN, AQEPN,EEPN, glicosídeos, hidratos de carbono, proteínas, aminoácidos, etc .

1. INTRODUÇÃO

1.1 Medicamentos à base de plantas e a sua utilização a nível mundial:

Muitas nações em todo o mundo utilizavam plantas da medicina antiga e rituais de cura. De acordo com estatísticas recentes da OMS, cerca de oitenta por cento da população mundial que vive em nações progressistas confia nos métodos terapêuticos da tradição para as suas necessidades médicas primárias (Ekor *et.al,* 2014 & Oyebode *et.al,* 2016). Devido a uma combinação de factores económicos e culturais, as zonas rurais apresentam frequentemente uma maior dependência dos tratamentos convencionais. Em termos económicos, o elevado custo dos medicamentos convencionais e importados obriga a uma mudança na utilização de métodos terapêuticos tradicionais (Fokunang *et.al,* 2011 e Galabuzi *et.al,* 2009).

Mesmo quando existem práticas médicas ocidentalizadas, há sempre provas de um regime tradicional concomitante como componente crucial dos cuidados de saúde (Afungchwi *et.al,* 2017). A população indígena nativa era competente na utilização de plantas locais como opções terapêuticas, que acabaram por utilizar nos seus próprios tratamentos à base de plantas. Esses conhecimentos sobre plantas medicinais eram transmitidos verbalmente de geração em geração, aumentando a probabilidade de as qualificações mais importantes serem negligenciadas (Petrovska *et.al,* 2012). Para melhorar os resultados terapêuticos, os tratamentos orgânicos naturais com o seu significado químico distinto interagem uns com os outros (Sofowora *et.al,* 2013). Consequentemente, existe um interesse intenso no ressurgimento dos remédios à base de plantas como resultado do desejo de adquirir uma sabedoria terapêutica antiga. Por conseguinte, a investigação sobre plantas medicinais é essencial para identificar e avaliar a sua possível atividade biológica e eficácia (Ahmed *et.al,* 2016 e Bibi S *et.al,* 2014).

Mais de dois terços da população mundial continua a receber a maior parte dos seus cuidados médicos através dos sistemas tradicionais de medicina, tendo-se registado avanços significativos em alguns países emergentes, como a China, através da fusão de práticas médicas tradicionais e ocidentais. A ciência e a tecnologia modernas apoiam e fazem avançar a medicina convencional (Arumugam B *et.al,* 2020 e Yuan H *et.al,* 2016). O cultivo de plantas medicinais, a colheita de certas partes de plantas e o desenvolvimento ecológico são todos tópicos abrangidos talvez pela única ciência tradicional organizada e bem documentada do mundo. Assim, o cultivo, o processamento, a preservação, o diagnóstico e a terapia são a Ayurveda, que é praticada na Índia. Desde a antiguidade, os praticantes nativos de todo o mundo têm utilizado medicamentos de fontes naturais (Ravishankar B *et.al,* 2007 e Wu L *et.al,* 2021). Além disso, vários investigadores estão a tentar encontrar e avaliar novas aplicações curativas para medicamentos que são utilizados há muito tempo. De acordo com isso, uma abordagem padronizada e uma tentativa de descobrir novas aplicações para a planta frequentemente usada *Phyallnathus niruri.L* é feita no presente estudo. (Vamathevan J *et.al*, 2019).

Os frutos desta planta são frequentemente consumidos como legumes. Os tubérculos desta planta têm sido historicamente utilizados como um aborvente na Índia. Os curandeiros nativos americanos atribuíam a esta erva efeitos antidiabéticos, hepatoprotectores e nefroprotectores. Assim, na investigação atual, foi feito um esforço para apoiar as declarações dos médicos nativos. Numerosos componentes de plantas utilizados como vegetais provaram ser eficazes na redução da toxicidade dos órgãos e são conhecidos como eliminadores de radicais livres. Como resultado, os tubérculos da planta foram avaliados quanto à sua capacidade de neutralizar os radicais livres e proteger os órgãos internos (Sumbul S *et.al*, 2012).

Como resultado do processo metabólico no corpo humano, são produzidos vários intermediários de reação, incluindo radicais livres. Estes são frequentemente esmagados pelos mecanismos de defesa do organismo, incluindo a glutationa tecidular, a superóxido dismutase, a catalase, etc. (Lobo, V *et.al*, 2010 e Devasagayam TP *et.al*, 2017). Os radicais livres, especialmente o OH (nativo)⁻ (ROS), são sinais de que numerosos órgãos e sistemas de órgãos estão a funcionar normalmente. Os radicais livres podem ser criados tanto pelo metabolismo celular normal como por contaminantes ambientais (Ali SS *et.al*, 2020 e Valko M *et.al*, 2006). Exemplos de ERO são o anião superóxido (O2), o peróxido de hidrogénio (H2O2), o radical hidroxilo (OH⁻), o radical óxido nítrico (NO), o ácido hipocloroso (HOCl), etc. As situações de stress e os poluentes ambientais podem produzir demasiados radicais livres, que podem exceder o sistema antioxidante da pessoa. Estes interagem com os lípidos da membrana, provocando a peroxidação lipídica e a destruição dos tecidos. Como resultado, os sistemas hepático, renal, cardíaco e gastro-mucoso podem sofrer envenenamento grave (Buettner GR *et.al*, 2011 e Buettner GR *et.al*, 2006).

Para prevenir ou proteger as lesões dos órgãos nestas circunstâncias, é necessário reforçar as defesas antioxidantes naturais do organismo ou apoiar o sistema de forma exógena através da administração de uma variedade de antioxidantes. Durante milénios, a Ayurveda e outros sistemas médicos tradicionais afirmaram que certas plantas são úteis no tratamento de várias formas de doenças do fígado e de outros órgãos terríveis, em que certas plantas afirmam ter um efeito positivo. No entanto, a maioria das afirmações são anedóticas e muito poucas foram submetidas a um escrutínio médico ou científico suficiente (Winterbourn CC 1993).

Atualmente, existem muito poucas terapias eficazes para as doenças do fígado no sistema médico moderno, com exceção da utilização da vacina adequada para o tratamento da hepatite que envolve uma infeção viral. Por isso, não é inesperado que os investigadores tenham manifestado um grande interesse em analisar as várias terapias tradicionais com plantas que têm sido utilizadas para curar problemas do órgão. Estudos recentes confirmaram que várias destas plantas têm de facto efeitos protectores de órgãos, fornecendo dados experimentais (Winterbourn CC 1993). Os progressos recentes na investigação destas plantas levaram à determinação de cerca de 170 fitoconstituintes distintos, que têm atividade hepatoprotectora, de plantas pertencentes a cerca de 55 famílias. Foi demonstrado através de avanços na tecnologia e no estudo que certas moléculas de plantas que não são comestíveis, como os terpenóides e os flavonóides, possuem capacidades antioxidantes (Lavanchy D 2004 e Atanasov AG *et.al*, 2015).

Anteriormente, acreditava-se que estas substâncias não tinham valor nutricional para os seres humanos. Uma vez que o oxigénio ativo pode prejudicar as plantas, estas estabelecem uma variedade de mecanismos de defesa antioxidante, processados para o fabrico de vários antioxidantes poderosos. Muitas plantas aromáticas, medicinais e condimentares incluem substâncias químicas com propriedades antioxidantes consideráveis que foram comprovadas (Altemimi, A *et.al*, 2017 e Thompson DC *et.al*, 1988 e Lobo V *et.al*, 2010). As plantas podem ser utilizadas diretamente ou como extractos, óleos essenciais absolutos, oleorresinas ou isolados (Sundararajan R. *et.al*, 2006).

Independentemente do facto de ser utilizada uma grande variedade de produtos à base de plantas, a determinação do controlo de qualidade padrão. No entanto, para que o ressurgimento do interesse pelos medicamentos à base de plantas continue a aumentar, o desenvolvimento de procedimentos de controlo da qualidade, a adoção de processos de fabrico sólidos, a validação do seu reconhecimento e a comprovação da eficácia dos remédios serão as dificuldades nos próximos anos. Ao defender a sua aceitação no sistema médico moderno, o controlo da qualidade dos produtos farmacêuticos brutos à base de plantas e dos seus bioconstituintes é da maior importância. A falta de uma análise rigorosa das matérias-primas à base de plantas e também algumas hipóteses são um dos maiores problemas que os clientes enfrentam no negócio (Teixeira AM *et.al*, 2021).

Atualmente, é possível aconselhar um perfil de garantia de qualidade viável para um medicamento em bruto ou para os seus ingredientes bioactivos, devido ao desenvolvimento de métodos analíticos inovadores e de técnicas instrumentais normalizadas. Nos países do terceiro mundo, cerca de dois terços da população confia nos tratamentos tradicionais e à base de plantas para tratar as doenças. A OMS, a principal organização mundial de saúde, estabeleceu algumas normas em reconhecimento deste facto para garantir a identificação, a qualidade, a eficácia e a segurança destes remédios à base de plantas. Numerosas decisões, incluindo a WHA30.49 (1977), WHA31.33 (1978) e outras, sublinharam a necessidade de garantir a sua qualidade. A diretiva contém uma série de formas de identificar o material vegetal e garantir a sua excelente qualidade em várias fases, incluindo a matéria-prima, as fases intermédias, como os extractos, e os produtos de origem vegetal. Devido à falta de informação sobre os perfis farmacognóstico e fitoquímico da planta, foi feita uma tentativa de padronização para a planta num trabalho recente. A descrição da planta, um estudo da literatura, um plano de trabalho, protocolos experimentais, resultados, uma discussão e conclusões são todos detalhados na secção seguinte (Bommu P *et.al,* 2008 e Lin MK *et.al,* 2018).

As espécies vegetais referenciadas em escritos anteriores da Ayurveda e de outros sistemas de medicina indiana podem ser investigadas utilizando métodos científicos actuais para proporcionar melhores resultados em matéria de cuidados de saúde. Os medicamentos à base de plantas e as plantas medicinais, bem como os seus extractos e componentes isolados, têm uma gama diversificada de actividades biológicas e são utilizados há muito tempo como suplemento alimentar para curar uma série de doenças na medicina tradicional. A investigação etnofarmacológica destas plantas medicinais importantes continua a despertar a curiosidade dos investigadores de todo o mundo pelas numerosas propriedades terapêuticas por descobrir que podem ser investigadas com esta técnica. Foi investigada a atividade antitumoral dos extractos de plantas e também as capacidades imunomoduladoras. Hoje em dia, os remédios à base de plantas são mais procurados devido ao facto de o cultivo também estar na liderança (Ravishankar B *et.al*, 2007, Mukherjee PK *et.al,* 2007, McClatchey WC *et.al,* 2009, Desai AG *et.al,* 2008, Sultana S *et.al,* 2014, Gezici S *et.al,* 2019).

Foram referenciadas mais de 500 ervas medicinais. Cerca de 1.200 plantas serão utilizadas em abordagens de terapia tribal, de acordo com textos históricos (Pan SY *et.al,* 2014). Cerca de 1200 floras foram utilizadas em técnicas de terapia tribal, de acordo com documentos históricos. A criação de agentes terapêuticos eficazes assenta em grande medida nas plantas medicinais (Dias DA *et.al,* 2012). Cerca de 100 novos medicamentos à base de plantas foram lançados no mercado de medicamentos dos EUA entre 1950 e 1970, incluindo a deserpidina e a reseinamia, que também são tomadas através de organismos fotossintéticos. Esquizofrenia, dermatite, tuberculose, insulina, diarreia, pressão e carcinoma são doenças comuns (Carpenter WT *et.al,*

2008). São todas tratadas com medicamentos derivados de plantas. Os compostos naturais derivados de plantas medicinais provaram ser eficazes no tratamento do cancro. Pensa-se que o paclitaxel e a camptoteína, dois medicamentos naturais produzidos a partir de plantas, são responsáveis por cerca de um terço do mercado global de anticancerígenos (Fridlender M *et.al*, 2015 e Fridlender M *et.al*, 2015-B).

A utilização de árvores como fornecedor de constituintes fitoquímicos para a cura de doenças pode ser datada diretamente de cinco décadas dos registos documentados das primeiras civilizações da Índia (Saeidnia S *et.al*, 2011). As árvores também foram consideradas como uma grande fonte de elementos naturais para a manutenção da saúde humana, particularmente durante a última década, à medida que se realizava uma investigação mais intensa sobre medicamentos naturais. Não apenas como medicamentos e, além disso, como estruturas únicas que podem ser usadas como um passo preliminar além de equivalentes sintetizados, bem como uma ferramenta útil para reações bioquímicas de boa perspetiva, as espécies de ervas semeiam um recurso mais inexplorado de produtos químicos terapeuticamente importantes Os produtos químicos das plantas estão sendo cada vez mais usados para aplicações medicinais na Índia. As plantas medicinais, um guia primário, com base na atual Comunidade Médica, seriam de facto uma gama de produtos farmacêuticos (Pan SY *et.al*, 2014).

Os produtos têm sido estudados para se tornarem um método muito útil de compostos anticancerígenos clinicamente relevantes. No entanto, no passado, os dados etnofarmacológicos foram subutilizados na procura de novos princípios de combate ao cancro. Os relatos de utilizações anticancerígenas específicas de plantas são raros em muitos sistemas etno-médicos, devido ao facto de o cancro ser uma doença com uma gama complicada de indicações e sintomas (Toklu SZ *et.al*, 2013). Uma vez que numerosos produtos vegetais e seus derivados foram autorizados para a prevenção do cancro, são desesperadamente necessários novos medicamentos que possam desempenhar um papel significativo na prevenção do cancro. Uma variedade de estudos foi realizada para aprender mais sobre a tarefa farmacológica *Phyallnathus niruri.L*, e como resultado, há um grande número de artigos que discutem suas propriedades farmacológicas (Ekor M 2014).

Apesar do facto de esta planta conter uma variedade de compostos activos, permanecem questões sobre o carácter dos activos químicos importantes para mostrar o efeito terapêutico principal, bem como sobre os processos que exercem os seus efeitos terapêuticos, consequentemente, o ponto-chave do inquérito mostra uma investigação à *Phyallnathus niruri.L* a fim de encontrar novas possibilidades farmacológicas para uma variedade de doenças (Sasidharan S *et.al*, 2011).

A sua realização passa pela localização dos componentes que são mais eficazes com um impacto genético específico e, em seguida, pela determinação de um produto químico eficaz que tenha sido responsável pelo desempenho. Este esforço inclui uma visão detalhada dos compostos activos descobertos como resultado do provável mecanismo de ação *da Phyallnathus niruri.L.* Isto irá melhorar a base de informação para a criação de novos medicamentos derivados desta planta no futuro (Kukurba KR *et.al,* 2015).

A tendência atual da descoberta de agentes biologicamente activos está associada às plantas herbáceas. *Phyallnathus niruri.L,* oficialmente conhecida como *Phyllanthus amarus* Schum e Thonn, é uma planta que cresce na família Phyllanthus, na Malásia, Dukunganak e na Nigéria como IyinOlobe. Pertence à família Euphobiaceae. *Phyallnathus niruri.L (P. niruri)* (Eweka A *et.al,* 2015).é uma das plantas amplamente difundidas em todas as regiões asiáticas e expressa várias actividades biológicas potentes (Adeneye AA *et.al,* 2008) [51]. *P. niruri* tem sido usada para o tratamento de doenças e distúrbios como diabetes, distúrbios hepáticos, distúrbios de Sidney, hepatite B. Muitos países têm utilizado a secção aérea de *Phyallnathus niruri.L* na medicina tradicional para curar uma variedade, incluindo aumento da libido e fertilidade masculina. Os indianos utilizavam adicionalmente a erva. Trata bradicardia, diarreia, tosse paroxística, comichão, artrite, bronquite, inchaço, ulcerações e deficiência genital masculina. Os cálculos renais são tratados com a bebida *Phyallnathus niruri.L* no Brasil. Este arbusto é facilmente usado na hepatite, aumenta o fluido sanguíneo e também modifica o sistema de defesa do corpo, este trabalho está associado ao desenvolvimento de uma nova substância farmacêutica para o tratamento hepático (Pucci ND., 2018).

1.2 Fisiopatologia das doenças do fígado

O fígado tem muitas actividades, incluindo o fabrico de factores de coagulação e o metabolismo de drogas e bilirrubina; os sintomas de doença hepática estão relacionados com a incapacidade das células hepáticas (Sticova E *et.al,* 2013).

• O que é a patologia hepática?

Anomalias ultra-estruturais, esteatose e inflamação ligeira são observadas nas fases iniciais da patologia hepática (2 meses), durante as últimas rondas (12-20 semanas de idade), aparecem alterações hepáticas, instabilidade ou atletas do sexo feminino, seguidas de sífilis, hipoplasia e atletas do sexo feminino ET (Rushton B *et.al,* 1977).

- **O local hepático**

A função hepática funciona com base em dois lóbulos do fígado de tamanhos diferentes: o primeiro é maior do que o outro e o mais pequeno é fragmentado a partir dos lóbulos superiores. Cada glóbulo é constituído por milhares de células, denominadas leucócitos. O fígado é altamente vascularizado. A veia porta do fígado, também conhecida como veia porta hepática, é uma veia que fornece a maior parte do seu suprimento sanguíneo proveniente do sangue que transporta micro-nutrientes novamente do trato intestinal que foram processados (80 por cento). O restante sistema circulatório, que se bifurca a partir das artérias e fornece oxigénio ao órgão, fornece 20 por cento do total de oxigénio. Para fornecer sangue a cada um dos glóbulos, estas enormes artérias sanguíneas são subdivididas em capilares (Kmiec Z 2001 e Eipel *C et.al*, 2010).

- **As funções básicas do fígado**

A ativação enzimática é utilizada para indicar o processo de ativação de uma enzima com minerais, vitaminas e recuperação de glicogénio. A produção de proteínas no fluido, compreendendo o soro e os factores de coagulação, é a função do fígado (Robinson PK 2015).

O fígado é responsável pelo controlo da maioria dos níveis químicos na corrente sanguínea e pela excreção da bílis. Esta ajuda o fígado a eliminar os resíduos. Todo o sangue que sai do estômago é filtrado pelo fígado. O fígado desintegra, equilibra e forma minerais através do fluido, bem como metaboliza a droga em compostos extremamente fáceis ou inócuos e para outras partes do corpo. O fígado é responsável por mais de 500 funções, todas elas críticas. Algumas das actividades mais importantes são as seguintes (Adjene JO *et.al*, 2010). A bílis é produzida no intestino delgado para ajudar na eliminação de resíduos e na lise das gorduras durante a digestão (Reshetnyak VI 2013).

A energia extra é convertida em [> - oxidação. A glicose é equilibrada e criada consoante a sua utilização. Para ajudar a transportar as gorduras através do sistema, são produzidos colesterol e determinadas proteínas.

- Os níveis de aminoácidos no sangue, que são os fundamentos dos polipéptidos, são controlados. Síntese da hemoglobina com a utilização da resistência à tração desta última.

- Controlo da coagulação do fluido plasmático

• Ao transformar o amoníaco perigoso em ureia, o sangue é limpo de medicamentos e de outros produtos químicos perigosos (a ureia é um subproduto da síntese proteica e é eliminada na urina).

• Para combater as infecções, são produzidos sistemas imunológicos e os germes são removidos primeiro da circulação.

• Eliminação da bilirrubina, inclusive das hemácias A pele e os olhos ficam amarelados quando há acúmulo de bilirrubina.

• A bílis ou o sangue produzem componentes tóxicos. O sangue é filtrado pelos rins e, posteriormente, os subprodutos são excretados na urina (Eweka AO et.al, 2010, Eweka AO et.al, 2010, Eweka AO et.al, 2010). O sangue é filtrado pelos rins e, subsequentemente, os subprodutos são excretados na urina (Eweka AO *et.al,* 2010, Eweka AO *et.al,* 2011, Wang J 2019).

1.3   Doença hepática

• O cancro hepático é um termo abrangente para qualquer doença que afecte o fígado e que possa ser classificada como imunomediada.

• Insuficiência hepática aguda

• Um doente é diagnosticado com insuficiência hepática aguda

• Quando se observam sintomas durante mais de seis meses. Na maioria dos casos, trata-se de uma inflamação ou lesão autolimitada dos hepatócitos que desaparece por si só sem criar mais problemas.

• Em circunstâncias específicas, esta destruição é realmente profunda, podendo todo o sistema hepático ser afetado. O resultado é a falência hepática. A taxa de mortalidade nestas situações é significativa, podendo ser necessária uma intervenção cirúrgica.

• Doença hepática crónica - Os doentes que sofrem de doença hepática crónica apresentam sinais de doença de longa duração, superior a seis meses. Ocorre quando a lesão dos hepatócitos a longo prazo afecta a estrutura inalterável do fígado (Vienken J *et.al,* 2006, Kamar N *et.al,* 2014).

1.3.1 O que causa a doença hepática?

A. Alcoólico

O consumo de bebidas alcoólicas é um fator que contribui substancialmente para o desenvolvimento do cancro do fígado. No entanto, não existem provas sólidas que estabeleçam uma relação entre a quantidade de álcool ingerida e o desenvolvimento de cancro do fígado. (Edenberg HJ *et.al,* 2013).

Os triglicéridos acumulam-se nos hepatócitos na dislipidemia não alcoólica (esteatose), (NAFLD) na ausência de consumo excessivo de álcool. A esteato-hepatite não alcoólica é uma doença em que a esteatose provoca a inflamação dos hepatócitos (Alves-Bezerra, M *et.al,* 2017).

B. Medicamentos

Uma variedade de medicamentos tem sido associada a doenças hepáticas (dosagens benéficas ou venenosas) devido à toxicidade direta do medicamento ou à toxicidade dos seus subprodutos em geral. A interrupção do medicamento permite, na grande maioria dos casos, inverter as lesões hepáticas (Abboud G *et.al,* 2007).

C. Condições herdadas

A capacidade hepática de funcionar pode ser prejudicada por uma variedade de doenças crónicas hereditárias, nomeadamente A hemocromatose é uma doença em que o corpo absorve demasiado Fe+, que é subsequentemente armazenado em vários órgãos, principalmente no fígado. Os danos nos hepatócitos causados pelo ferro acumulado no fígado podem ir desde a hepatite até à cirrose hepática.

A doença de Wilson é uma condição em que o cobre se acumula em órgãos vivos (principalmente na função hepática e no cérebro), resultando em Hematologia, rigidez e carcinoma Hipotiroidismo inadequado - afecta os pulmões e os fígados das crianças, Distúrbios do sistema imunitário. A hepatite também pode ser causada pela resposta imunitária, disfunções, hepatite ligeira, hepatite aguda grave ou cirrose estabelecida são todos sintomas de hepatite autoimune. Afectando principalmente mulheres jovens, a hepatite autoimune desenvolve-se normalmente entre os 20 e os 40 anos de idade. A presença de anticorpos específicos, bem como a bioquímica sérica e a histologia hepática, são utilizadas para efetuar o diagnóstico (por exemplo, anticorpos da vacina contra a formiga). A perda gradual dos canais biliares é a caraterística da cirrose primária. A hepatite autoimune é uma doença rara da cirrose hepática que afecta a cavidade abdominal, quer intra-hepática quer extra-hepática. As doenças inflamatórias do intestino, especialmente a colite ulcerosa, estão frequentemente associadas a esta doença. A bílis que normalmente seria transportada por estes canais acumula-se no fígado, causando lesões nos hepatócitos, inflamação hepática e cicatrizes. A cirrose desenvolve-se quando as cicatrizes se espalham pelo fígado ao longo do tempo (Hernaez R *et.al*, 2017).

1.3.2 Malignidade

O tumor canceroso primário mais comum do fígado é a malignidade dos hepatócitos, que é causada por hepatite (B ou C) ou anomalias na estrutura A nefropatia das vias biliares é uma lesão ou obstrução das vias biliares causada por uma anomalia cromossómica das vias biliares extra-cranianas. A partir da segunda semana de vida, produz iterícia gradual (Ananthakrishnan A *et.al*, 2006 e Lodato F *et.al*, 2006).

1.4 Estádios da doença hepática

Se o fígado for exposto a vírus ou toxinas, pode desenvolver inflamação (hepática), gordura ou ambas as alterações. As células do fígado regeneram-se nesta fase da doença e estas anomalias são geralmente reversíveis. O dano hepático pode causar fibrose e, finalmente, cirrose se a causa da lesão não for tratada (Osna NA *et.al*, 2017).

• **Fibrose**

É uma doença em que o fígado desenvolve um tecido cicatricial rígido e fibroso. Estas alterações hormonais induzem os tecidos e órgãos estaminais hematopoiéticos (células de suporte do fígado), levando-os a gerar tecido conjuntivo, glicolípidos (como a queratina) e matriz extracelular, são apenas alguns exemplos. Estes compostos acumulam glicogénio no corpo, resultando na formação de semi-vasos sanguíneos conhecidos como "membrana plasmática". A quebra ou degradação do colagénio é retardada ao mesmo tempo. Num fígado saudável, a formação de tecido matricial (fibrogénese) e a degradação (fibrolise) estão em equilíbrio. A fibrose desenvolve-se quando o tecido cicatricial do fígado se acumula mais rapidamente do que pode ser decomposto e eliminado (Bataller *et.al*, 2005 e Ganceviciene R *et.al*, 2012).

• **Cirrose**

A zona clínica do fígado altera-se para um aspeto grumoso. Comprometendo o livre fluxo de plasma em toda a sua extensão e limitando a capacidade do fígado para cumprir as suas muitas actividades.

A cirrose é uma doença em que a fibrose hepática progrediu ao ponto de a arquitetura do fígado ter sido alterada. O tecido cicatricial substitui as células hepáticas saudáveis à medida que a cirrose progride. A cirrose padrão é classificada em duas categorias (Venkatesh Sk *et.al*, 2014).

- **Características do tratamento**

Os sintomas de doença hepática incluem fadiga, anorexia e perda de peso. As pessoas com fígados dilatados podem apresentar desconforto e sensibilidade abdominal, e os doentes com doença hepática crónica podem sentir, devido à sobrecarga de água, que o abdómen e a parte inferior do corpo se dilatam. Uma incompetência dos hepatócitos para as suas actividades principais está relacionada com a maior parte da sintomatologia da doença hepática (Sharma P *et.al*, 2020).

- **Icterícia**

Nos jovens, iterícia - pele amarelada e globo ocular branco causada por um nível sérico de bilirrubina superior a 50 mol/L. A iterícia é um sintoma de doença hepática aguda ou crónica que não indica a função hepática. A obstrução das vias biliares é indicada por fezes pálidas. A matéria alimentar não utilizada é geralmente segregada na parte do intestino delgado. A secreção biliar é limitada quando existe uma obstrução biliar, resultando em fezes pálidas (Mjelle AB *et.al*, 2020).

- **Urina escura**

A obstrução biliar é indicada por fezes pálidas. Normalmente, a bílis é produzida nos intestinos, onde é ingerida e altera a cor dos tecidos. A secreção de bílis é limitada quando há uma obstrução biliar, resultando em fezes pálidas (Wang KS et.al, 2015).

- **Naevos de aranha**

Os modelos animais são um sintoma de hipertensão portal secundária à cirrose que é produzida pela elevação do trato da veia hepática que está sob coação (Konigshofer P *et.al*, 2019).

> **Varia**

As varizes do esófago e do estômago são veias colaterais anormalmente dilatadas que se desenvolvem em resultado de hipertensão nas veias porta ou de um bloqueio. O sangue pode passar pelo fígado através destas veias, passando a obstrução e diminuindo a pressão portal as veias podem rebentar se a pressão dentro delas aumentar demasiado, resultando numa hemorragia catastrófica (Boregowda U et.al, 2019).

> ➢ **Ginecomastia**

Devido à incapacidade do fígado cirrótico para metabolizar o estrogénio, pode desenvolver-se ginecomastia em homens com doença hepática. Esta influência nas hormonas sexuais pode limitar a fertilidade nas mulheres em idade reprodutiva (Cavanaugh J *et.al*, 1990).

> **Prurido**

Níveis elevados de sais biliares podem acumular-se na pele em resultado de doença hepática crónica, produzindo prurido. Esta situação era comum em circunstâncias intra-hepáticas e teria um impacto significativo no nível de vida dos indivíduos (Bhalerao A *et.al*, 2015).

1.5 Avaliação - função hepática

Na avaliação da função hepática, os valores da albumina e do tempo de protrombina são fundamentais porque indicam a disfunção hepática. Para além da avaliação da função hepática, são realizados testes sobre a função hepática, que são enumerados:

- ➢ AST
- ➢ ALT
- ➢ ALP
- Gama Glutamil transferase (GGT).

A primeira oferece uma avaliação rudimentar da função hepática. As alterações significativas são geralmente definidas como aumentos sanguíneos superiores ao dobro do limite máximo típico A ultrassonografia do fígado é utilizada para excluir o bloqueio como causa de insuficiência hepática. Também é utilizado para verificar a existência de tumores hepáticos e para ilustrar a gravidade do aumento do baço e da hipertensão da veia porta. O papel do relatório do fígado é explorado para descobrir a nocividade e a toxicidade e diferentes lesões hepáticas. A classificação infantil utilizada para classificar a gravidade da cirrose hepática, ascite, encefalopatia, albumina sérica, bilirrubina, coagulação sanguínea são factores a considerar. A severidade ou quantidade de desvio é determinada pela severidade ou quantidade de irregularidade (Giannini EG et.al, 2005).

As empresas farmacêuticas podem utilizar a classificação infantil para recomendar reduções na utilização de medicamentos ou para desaconselhar a utilização de um medicamento. No entanto, devido ao facto de vários indivíduos com a mesma categorização terem capacidades de metabolismo dramaticamente não semelhantes, esta ferramenta só pode ser utilizada para aconselhar a dosagem de medicamentos? Como resultado, o Still utiliza plenamente a avaliação infantil para medir a gravidade da insuficiência hepática (Seyama Y *et.al,* 2009). O modelo para a hepatite terminal (MELD) é um modelo clássico para os doentes que aguardam uma substituição do joelho. As pessoas com uma pontuação mais elevada têm um melhor prognóstico. Os parâmetros utilizados para calcular a pontuação MELD são a bilirrubina sérica, a creatinina e o INR (Kamath PS *et.al,* 2007).

- **As principais funções do fígado**

A produção de proteínas na corrente sanguínea, como o soro e o fator de coagulação, é função do fígado. O fígado é responsável pela regulação dos níveis químicos no sangue, bem como pela excreção da bílis. Isto resulta na eliminação de resíduos do fígado. O fígado filtra o líquido que sai da parede abdominal. O fígado decompõe, equilibra e cria nutrientes nesta circulação, bem como metaboliza a droga em formas mais fáceis de utilizar ou prejudiciais para o resto do corpo. O fígado é responsável por mais de 500 funções críticas. Algumas das actividades mais conhecidas, como a geração biliar, ajudam na eliminação de resíduos e na decomposição da gordura no intestino delgado após a digestão (Datta P *et.al,* 2018). Os lípidos e certas proteínas são criados para ajudar o transporte de gorduras através do sistema. Para combater as infecções, são produzidos factores imunológicos e os germes são eliminados da circulação. Quando a bilirrubina se acumula no organismo, provoca a mudança de cor da pele e dos olhos. Tanto o estômago como o líquido contêm subprodutos resultantes da desintegração altamente tóxica do fígado. Depois de passar por todo o intestino, o fígado é expelido sob a forma de fezes.

Hepatite:

A hepatite é uma doença em que o fígado está inflamado.

- A hepatite B pode causar uma infeção prolongada para a saúde e continua a ser uma grave ameaça para a saúde pública da sociedade, ignorando o facto de estar disponível um diagnóstico altamente preciso, bem como os avanços nos medicamentos de diagnóstico preciso. A transmissão é causada pelo contacto com plasma contaminado e é frequentemente transmitida hereditariamente de geração em geração.

- As crianças que são expostas ao vírus no início da vida têm uma maior probabilidade de desenvolver uma infeção crónica (90%), em comparação com as pessoas que são expostas ao vírus mais tarde na vida (menos de 5-10%).

- Vírus plasmático da hepatite C que se propaga através da partilha de material por parte dos consumidores de drogas injectáveis. Antes da implementação do rastreio em 1991, era também disseminado através da transfusão de sangue. A reflexologia, as tatuagens, a abrasão microdérmica, os piercings no nariz e a transferência da mãe para o bebé implicam um risco menor de infeção por hepatite C. Os doentes com hepatite C são geralmente assintomáticos depois de terem sido expostos ao vírus, mas cerca de 20% do total de pessoas irão contrair uma doença hepática grave, que provoca letargia, fraqueza e anorexia. Cerca de 1/3rd das pessoas infectadas com o vírus adquirem uma doença crónica. No espaço de 20 anos, *% das pessoas com doença hepática aguda adquirem cancro hepático de último grau e uma pequena percentagem forma cancro do fígado.

- A hepatite D é um agente patogénico perigoso e bem conhecido, que só pode existir com a hepatite B, e que pode desenvolver hepatite crónica e cirrose devido à combinação destas causas.

- A hepatite E é transmitida pela via das fezes para a boca. A infeção é geralmente mínima e dura apenas algumas semanas, a menos que o cliente tenha um historial de doença hepática. A hepatite E não provoca uma infeção para toda a vida. A hepatite é uma irritação hepática causada por uma série de factores, como infecções ou germes. A hepatite apresenta-se sob diversas formas, como se pode ver aqui:

- Sintomas e sinais da hepatite: Como o vírus da hepatite pode permanecer adormecido no corpo durante anos, os sintomas podem não aparecer durante anos. Pode começar com sintomas semelhantes aos da gripe e depois progredir para incluir os seguintes sinais:

➢ Náuseas

➢ Vómitos

➢ Amarelecimento da pele, frequentemente conhecido como iterícia

➢ Cansaço e sensação geral de fraqueza

➢ Dores musculares e articulares

➢ Dor no abdómen

➢ Perda de apetite.

➢ Urina de cor escura

➢ As fezes parecem ser pálidas.

1.6 Razões da hepatite autoimune A. Consumo de etanol

A. O consumo excessivo de etanol prejudica ou inflama o fígado.

Hepatite alcoólica é o termo utilizado para descrever esta doença. O álcool danifica imediatamente as células do fígado. Com o passar do tempo, pode evoluir para cancro hepático ou doença cirrótica, que é um inchaço e inflamação do local hepático. O uso excessivo ou a sobredosagem de medicamentos, bem como a exposição a toxinas, são outras causas perigosas de hepatite. Resposta do sistema autoimune o sítio hepático é ocasionalmente identificado erradamente como um material perigoso pela imunidade, que o ataca. Gera um processo inflamatório que pode variar em termos de gravidade e, em muitos casos, prejudica o funcionamento do fígado.

B. Complicações da hepatite.

A hepatite B ou C pode causar cancro do fígado. As complicações da hepatite B ou C aguda são comuns. Para as seguintes complicações, porque a infeção afecta o fígado: Cirrose Distúrbio hepático O cancro hepático pode desenvolver-se quando o seu fígado deixa de funcionar normalmente Os distúrbios hemorrágicos estão entre as complicações do distúrbio hepático Ascite.

C. Síndrome renal.

A encefalopatia hepática é uma doença caracterizada por fadiga, perturbações da memória e diminuição da função cognitiva, resultante da acumulação de toxinas como o amoníaco no cérebro.

D. Carcinoma hepatocelular.

O etanol deve, de facto, ser evitado por indivíduos com diabetes, hepatite B e C, porque acelera a lesão e a insuficiência hepática. A capacidade do fígado também pode ser influenciada por probióticos e medicamentos. Consulte o seu médico antes de iniciar um novo medicamento se tiver hepatite B ou C. A hepatite pode ser identificada em 2 direcções. É efectuado um exame de saúde e um exame clínico.

E. Ensaio de atividade hepática.

A saúde do fígado é avaliada através de amostras de sangue. Se não houver indicações de doença hepática num exame físico, os resultados anormais destas análises podem ser o primeiro sinal de que algo está errado. A presença de níveis elevados de enzimas hepáticas pode significar que o fígado está sobrecarregado, danificado ou não está a funcionar corretamente.

F. Testes adicionais ao plasma

Quando os testes de funcionamento hepático são inesperados, o médico deve quase de certeza prescrever mais testes de plasma para descobrir o que é incorreto. Estes testes permitem conhecer o vírus causador da hepatite. Os auto-anticorpos, frequentes em doenças como as hereditárias, também podem ser detectados com estes testes (Gowda S. *et.al,* 2009).

G. Através da utilização de ondas ultra-sónicas

A radiação ultra-sónica é utilizada para criar uma imagem dos órgãos. Este exame permite examinar de perto o fígado e outros órgãos adjacentes. Tem a capacidade de revelar:

-Líquido abdominal

• Líquido abdominal

• Vesícula biliar

Anomalias relacionadas com a erva

Nas imagens de ultrassom, o pâncreas também pode ser visto. Este exame pode ajudá-lo a descobrir o que está a causar a sua função hepática anormal.

H. Biopsia do fígado

Durante uma análise do fígado, o seu médico prescreverá uma amostra de tecido do seu fígado, que é o negativo de um meio. Com uma seringa introduzida na epiderme, pode ser efectuada através de uma operação. Na maioria das vezes, o médico recolhe a amostra para biópsia utilizando um ultrassom como guia. Este teste ajuda o médico a examinar até que ponto o fígado de alguém também foi prejudicado pela infeção. Por outro lado, é utilizada uma amostra de um ponto anormal do fígado.

I. Conselhos para prevenir a hepatite Higiene

Uma das formas mais importantes de evitar apanhar hepatite A e E é manter uma higiene adequada. Se estiver a visitar um país em desenvolvimento, mantenha-se afastado de:

1 Água potável da zona

2 Gelo contaminado

3 Mariscos e ostras não cozinhados ou mal cozinhados

4 Frutas e legumes ainda crus Hepatite B, C e D É possível evitá-la por não usar seringas da mesma droga. E evitar beber sangue contaminado.

* não partilhar as máquinas de barbear

* Não utilizar a escova de dentes de outra pessoa

* manter-se afastado de qualquer sangue que tenha sido dividido As relações sexuais e o contacto sexual íntimo são também formas de desenvolver hepatite B e C.

A utilização de preservativos e de diques dentários para praticar sexo seguro pode ajudar a reduzir a possibilidade de infeção. Existem muitas opções disponíveis para compra na Internet.

Vacinas:

A vacinação é uma parte crucial na prevenção da hepatite. As vacinas contra a hepatite A e B estão disponíveis para evitar a propagação da doença. As vacinas contra a hepatite C estão atualmente a ser desenvolvidas por especialistas. Na China, existe uma vacina contra a hepatite E, mas não está disponível nos Estados Unidos (Franco E et.al, 2012).

1.7 Medicina e Etanobotânica

A geologia planetária e os acordos de fabrico são duas ciências que se entrelaçam no estudo dos conhecimentos empíricos dos povos indígenas sobre substâncias medicinais, bem como as potenciais vantagens e perigos para a saúde associados a esses medicamentos. Muitos dos actuais medicamentos derivados de plantas e medicamentos à base de plantas foram desenvolvidos por povos indígenas de todo o planeta. Este tipo de informação estava a ser registado, definido ou estudado profissionalmente. O valor da pesquisa em geologia planetária é um método de baixo preço para descobrir muito para arbustos benéficos dos produtos químicos do trópico não pode ser exagerado. A maioria dos produtos químicos adicionais da vegetação utilizados na ciência médica foi inventada. De acordo com uma análise dos medicamentos distribuídos nos EUA, a farmácia local está localizada em todo o país. Durante 1961 e 1980, 25 por cento do total destes compreendiam produtos naturais ou componentes activos produzidos a partir de várias plantas superiores, como 90 plantas e 120 compostos acima de 30 e mais espécies. Investigações químicas com o objetivo de identificar compostos funcionais botânicos que têm sido utilizados em remédios à base de plantas levaram à descoberta de 74% destes 119 medicamentos (Sheng-Ji P *et.al*, 2001).

Plantas medicinais e doenças do fígado:

O fígado é, além disso, um órgão de controlo; o fígado desintoxica uma grande variedade de medicamentos e xenobióticos. A bílis do fígado desempenha uma função crucial na digestão, entre outras coisas. (Petrovska BB *et.al*, 2012).

As doenças do fígado são uma das doenças mais perigosas. Hepática, seja prevenir ou tratar (distúrbios da inflamação hepática), hepática (doença não irritante) e inflamação são os diferentes tipos (uma doença progressiva que causa cicatrizes nos pulmões do fígado Produtos químicos tóxicos (medicamentos específicos, terapias direcionadas e outros medicamentos por tampa oxidada, toxina, sulfato de potássio de cloro, compostos de choro e outros contaminantes são exemplos), uso excessivo de etanol, imunossupressor, pois as doenças são as principais causas de doenças hepáticas (Asrani SK *et.al*, 2019).

A maioria das substâncias hepatotóxicas danifica o tecido hepático causando danos oxidativos ou outras formas de stress oxidante. O anião superóxido dos lípidos ou outras formas de danos causados pelos radicais livres. A hepatite e a cirrose podem ser causadas por um aumento dos danos oxidativos dos lípidos gerados pela degradação do álcool pelos microssomas no fígado. Pensa-se que os vírus são responsáveis por 90 por cento dos casos de hepatite aguda. As hepatites do tipo A.B.C.D.E. são os principais agentes virais implicados. A principal causa da malária grave e das lesões hepáticas é o vírus da infeção. A formação de leucemia também está relacionada com estas infecções. Verifica-se que milhões de pessoas no Sudeste Asiático estão infectadas com o vírus, representando cerca de 6% da população total da região. A imunização contra o vírus da hepatite B é agora possível graças à formulação de antivírus. As infecções com a hepatite C e a hepatite E estão igualmente disseminadas nos países asiáticos, sobretudo no Sudeste Asiático (Dhiman RK *et.al*, 2005).

1.8 Técnicas de extração de ervas medicinais

A extração nos produtos farmacêuticos refere-se à divisão de porções de compostos bioactivos de células e tecidos a partir de elementos inactivos ou neutros, utilizando soluções seleccionadas em métodos de extração padrão. Estes tipos de formulações incluem decocções, infusões, extractos fluidos, vernizes, extractos em pilar (semi-sólidos) e extractos em pó. Os galénicos, nomeados em homenagem ao médico romano do século II. Galeno, são um termo popular para estes remédios. O objetivo do estudo de investigação é mencionar o uso terapêutico da parte de extração obtida durante a remoção do Menstrual, um líquido específico, foi utilizado para dissolver a substância orgânica. O seu extrator pode ser utilizado como opção terapêutica e sob a forma de extractos líquidos e fluidos, ou pode ser separado para testar componentes activos específicos como a ajmalicina, a oscina e a vinblastina, que são medicamentos modernos. Finalmente, a uniformidade das técnicas de extração tem um efeito considerável nas qualidades finais do medicamento à base de plantas (Abubakar AR *et.al*, 2020).

Métodos de extração de plantas medicinais (Li HB *et.al*, 2007)

* **Maceração**

* O medicamento em bruto, total ou parcialmente purificado, é colocado num frasco de vidro bem cheio de líquido e decorre à temperatura ambiente durante quatro dias. Agitação constante até que a substância solúvel se dissolva. A combinação é coada depois de ter repousado durante algum tempo, o Mara (resíduo de lamas de esgoto) é empurrado e os fluidos unidos são refinados utilizando filtros ou decantação.

* **Infusão**

* As novas infusões são criadas esmagando o medicamento em bruto durante um breve período em água fria ou quente. Todas estas são formulações diluídas e solúveis em água de componentes de medicamentos em bruto

* **Digestão**

* Trata-se de um tipo de líquido macerante que o método de extração por calor

* **Decocção**

A medicação em bruto foi queimada para uma quantidade específica de fluido num intervalo de tempo específico, prensada ou peneirada após arrefecimento. Este método é útil para a remoção do material ativo do medicamento que aquece a mesa e os componentes da mistura de fluidos. O método normalmente utilizado para fabricar medicamentos antigos como o Ayurveda é conhecido como "quath" ou "kawath". No início, o fármaco em bruto para a cal hidratada é fixado, por exemplo, em 1/4 ou 1/16, e uma quantidade reduzida para '/J da sua primeira quantidade para a fase de remoção por ebulição. Depois disso, a solução resultante é purificada e utilizada diretamente e posteriormente processada (Savrikar SS *et.al*, 2011).

* **Percolação**

Esta é a abordagem mais popular para a extração de ingredientes activos em líquidos, mas também para a limpeza da garganta. Na maioria das circunstâncias, utiliza-se um estalador de pipocas (um frasco fino, em forma de cone, com aberturas em ambas as extremidades). Num recipiente hermético, os ingredientes sólidos são embebidos com um volume adequado do agente de secagem recomendado e deixados a repousar durante cerca de 4 horas. Este volume é então embalado e a boca do coador é selada. Deita-se uma camada fina de menstruação por cima do volume e a mistura é macerada durante 21 dias num coador coberto. A saída do coador é então desbloqueada, permitindo que a água no interior flua gradualmente para fora dos chás, sendo necessário deitar mais menstrual até que o filtrado atinja cerca de quatro vezes a capacidade do produto acabado. O líquido é introduzido no percolador após a prensagem do bagaço. É injectada a quantidade necessária de fase orgânica e a mistura resultante é filtrada por filtração ou por sedimentação, seguindo-se a higienização (Zhang QW *et.al,* 2018).

- **Extração alcoólica aquosa por fermentação**

Para extrair os componentes activos, vários medicamentos ayurvédicos (como a asava e a arista) utilizam a fermentação. A técnica de extração consiste em aquecer o conteúdo de água na matéria-prima do medicamento, sob a forma de pó ou de líquido (Kaseya), durante um determinado período de tempo, que fermenta e produz etanol internamente, permitindo que os ingredientes activos do material vegetal sejam extraídos mais facilmente. O álcool resultante também actua como conservante. Se vai fermentar num frasco de barro, certifique-se de que não é novo: ferva alguma água antes. As cubas de madeira, os frascos de porcelana e os recipientes de metal são substituídos por recipientes de barro no fabrico em grande escala. A laurásia, a kava e a adularia são exemplos de preparações deste tipo. A Ayurveda é um ramo da medicina baseado na antiga ciência indiana do yoga. Este processo ainda não está normalizado, mas com os incríveis avanços na tecnologia de fermentação, a normalização desta abordagem de extração para o fabrico de extractos de medicamentos à base de plantas não deve ser difícil ((Zhang QW *et.al,* 2018).

- **Separação na direção oposta**

Na separação em contracorrente, os materiais de origem húmidos são triturados utilizando discos serrilhados para criar uma solução fina (CCE). O fármaco em bruto deve ser extraído e transportado num fluxo único (normalmente como uma película líquida fina), entrando em contacto com a formiga de extração no interior de um separador helicoidal. Mesmo quando a solução precursora é afastada, a extração torna-se muito mais saturada. Quando essas quantidades de solvente e compostos, bem como os respectivos caudais, são optimizados, é possível efetuar uma extração completa. O procedimento é rápido e seguro, exigindo um tempo mínimo e sem exposição a temperaturas extremas. Finalmente, a extremidade de um separador produz extractos puros, enquanto outra produz bagaço (que é quase isento de solventes) (Skalicka-Wozniak K *et.al,* 2014).

- **Separação por ultra-sons (Sonicação)**

A abordagem utiliza sinais ultra-sónicos com taxas que variam entre frequências mais altas e 2000 kHz para aumentar a permeabilidade das membranas celulares e gerar clivagem. Embora a sua estratégia seja útil noutros casos, é, no entanto, ineficaz. Devido aos custos mais elevados da extração de raízes de Rauwolfia, a sua aplicação em grande escala é limitada. O conhecido, mas raro, efeito nocivo da radiação ultra-sônica (mais de 20 kilohertz) para elementos efetivos de ervas medicinais, resultando no desenvolvimento de radicais livres que produzem modificações indesejáveis nas moléculas da droga, é uma desvantagem da técnica (Calixto JB et.al, 1998).

- **Extrato de fluidos supercríticos**

A SFE (extração com fluido supercrítico) é um método de preparação que procura utilizar menos solvente orgânico e aumentar o rendimento da amostra. Para a SFE, as máquinas de extração do tipo cilindro são normalmente utilizadas e a sua atividade é inquestionavelmente a melhor. Outra fase crucial é a seleção dos analitos extraídos recolhidos após a SFE: ao longo desta fase, podem ocorrer perdas químicas significativas, levando o investigador a pensar que a eficácia é fraca. O gás CO2 é o mais utilizado nesta técnica de extração, mas tem uma série de restrições de polaridade. Quando se extraem sólidos polarizados e há um elevado contacto da solução com a amostra, a polaridade do solvente é crítica. Os solventes orgânicos são amplamente utilizados nos fluidos de extração de carbono atmosférico para ultrapassar as limitações de polaridade. Uma vez que o árgon é menos dispendioso do que o dióxido de carbono, tem sido recentemente utilizado em vez do gás. As taxas de recuperação dos constituintes têm frequentemente uma relação inversa com a temperatura e a pressão: para o árgon, a taxa máxima de recuperação é obtida a 500 atm e 150°C (Burkill IH et.al, 1966).

- **Separação por calor em curso**

O pó cristalino em bruto é depositado na câmara E do dispositivo Soxhlet ou "dedal - contém papel de filtro. Aquecer primeiro o recipiente e condensar os vapores no recipiente de condensação. Este procedimento é repetido várias vezes até que a gota de líquido da cavidade do sifão se evapore sem deixar qualquer resíduo. Em comparação com os métodos anteriormente descritos, este método tem a vantagem de permitir obter grandes conjuntos de dados. O substrato concentrado cai no copo de medicamento em bruto, extraindo-o por contacto. O conteúdo das câmaras E é sifonado para o copo A sempre que a pressão do fluido na sala E atinge o pico do tubo de sifão C. Com menos solvente, podem ser extraídas quantidades menores de medicamento. Isto tem um enorme efeito económico em termos de tempo, trabalho e recursos e, consequentemente, de entradas de dinheiro. É utilizado apenas como um processo descontínuo num tamanho pequeno, mas quando transformado numa operação de separação repetida num recipiente ou numa quantidade extra, torna-se muito mais rentável (Venkateswaran PS *et.al,* 1987).

1.9 As vantagens deste método de separação são as seguintes

I. Em comparação com outros métodos de extração como a imersão, a fervura e a aeração, uma quantidade específica de matéria vegetal é separada com uma pequena quantidade de adsorvente.

II. A CCE é geralmente efectuada a 37^0 C, evitando a exposição de materiais termo-lábeis ao calor, que é utilizado na maioria dos outros procedimentos.

III. Como o medicamento é pulverizado num ambiente húmido, a água neutraliza a energia criada durante a compactação. Isto protege mais uma vez os elementos sensíveis ao calor do aquecimento.

IV. A técnica de extração de separação contínua de calor revelou-se menos útil e precisa do que a abordagem de extração de calor intermitente (Mahato N *et.al*, 2019).

A medicina tradicional do Sul e do Sudeste Asiático tem utilizado o arbusto tropical perene *Phyallnathus niruri.L* para tratar uma variedade de doenças e diferentes defeitos de órgãos. As formulações de *Phyallnathus niruri.L* estão a ser utilizadas como remédio para o tratamento de cálculos na parte renal, basicamente no Brasil e são conhecidas como "quebra-pedras". / "Chanca Piedra" (Calixto JB *et.al*, 1998). O fruto e as folhas são eficazes no tratamento de cálculos biliares e iterícia em sistemas médicos tradicionais como a medicina Ayurvédica e Unani. *A P. niruri* é utilizada para tratar problemas renais e tosse (Burkill IH et.al, 1966). A erva, conhecida como Bhumyamalaki no Sul da Índia, é considerada eficaz no tratamento da sífilis, gonorreia e obstipação (Venkateswaran PS *et.al*, 1987). Esta planta, coloquialmente designada por "pitirishi", foi considerada eficaz no tratamento da bronquite, da asma e até da tuberculose (Row LR *et.al*, 1965). Os rebentos jovens desta erva podem ocasionalmente ser utilizados como infusão para tratar a diarreia crónica (Wei W *et.al*, 2012). *Phyallnathus Niruri.L,* em chinês conhecido como "zhu zi cao", ocupa um lugar de destaque na medicina chinesa para as doenças do fígado. De facto, mesmo desde o trabalho seminal em animais de Venkateswaran e colegas, que mostrou pela primeira vez *in vivo* que *P. niruri* pode ter atividade anti-hepatite B (Murugaiyah V et.al, 2007).

Desde então, Ottow é o primeiro a inventar a lignanina e a filantina como os constituintes isolados da planta em 1861 (Sundaram J et.al, 2003). Em seguida, potenciais fitoquímicos anti-HBV nirtetralina e nirantina foram isolados (Khaw KY et.al, 2017 e Konigshofer P et.al, 2019) que é algumas ervas também contém lignanas, flavonóides, alcalóides, taninos Coumarin, terpeno e fenil propanóide, que são responsáveis pelos numerosos produtos químicos que foram identificados a partir desta erva empregada no estudo estão listados na Tabela 1 em resumo. A maioria destas possíveis utilizações terapêuticas não foi objeto de investigações que tenham avançado em ensaios clínicos. De facto, o interesse raro das sínteses no domínio dos estudos sobre *P. niruri* é o nível atual dos conhecimentos. A heterogeneidade das primeiras investigações sobre *P. niruri* e os mecanismos de tratamento são estudados. *O P. niruri* pode ser potencialmente um medicamento substancial. É de salientar que os produtos químicos naturais das ervas continuam a ser uma origem importante de novos agentes medicinais e de novas entidades químicas. Devido ao excesso de síntese química e ao facto de esta nem sempre resultar em bibliotecas significativas e medicamente eficazes, a importância do estudo de produtos naturais também tem sido realçada. A exploração destes compostos naturais pode levar ao melhoramento de uma nova coleção de resultados naturais eficazes que, quando combinados com ensaios de rastreio de elevado rendimento, podem resultar em mais estudos. *A P. niruri*, uma erva comum com várias utilizações, pode ser utilizada para criar medicamentos mais económicos e acessíveis que visam uma variedade de doenças crónicas e têm menos efeitos adversos do que os produtos farmacêuticos sintéticos. A consolidação das provas científicas e as potenciais lacunas de conhecimento devem ser abordadas de modo a facilitar um estudo futuro mais direcionado sobre esta espécie. O presente estudo tem como objetivo compilar e sintetizar o corpo de investigação mais recente sobre as propriedades farmacológicas de *P. niruri* que foi publicado na PubMed entre 1980 e 2015. Apontará potenciais direcções para investigação adicional na criação de novos medicamentos à base de Phyllanthus, bem como locais onde esta erva poderia ser melhorada como um adjuvante acessível ou talvez um agente terapêutico alternativo de ponta.

2. REVISÃO DA LITERATURA

A identificação das numerosas moléculas presentes será auxiliada por uma revisão do perfil da planta e da técnica de extração. Devemos identificar o elemento que queremos atingir, de acordo com a literatura. Os dados do espetro destas substâncias ajudar-nos-ão a padronizar os nossos extractos.

Phyllanthus niruri:

Existem 500 espécies no género Phyllanthus, que se encontra amplamente distribuído tanto em zonas temperadas como tropicais. Os investigadores interessaram-se pelas espécies de Phyllanthus devido às suas propriedades hepatoprotectoras. *Phyllanthus niruri* é um membro da família Euphorbiaceae. É frequentemente referido como Chanca piedra. Bhoomya malakee é o nome que lhe é dado em sânscrito, Nelvusari em telugu, Bhuamla em hindi e Stonebreaker em inglês. *Phyllanthus niruri* é uma pequena erva anual, erecta, que cresce entre 30 e 40 cm de altura. É uma planta nativa da floresta amazónica que se encontra noutras regiões tropicais em todo o mundo, incluindo o sul da Índia e também na China, onde se emprega a planta inteira para iterícia, rins, gonorreia, pedras na vesícula biliar, menstruação frequente e também para doenças como a diabetes e usada topicamente em úlceras cutâneas como cataplasma, em feridas, em inchaço e em comichão. Os ramos novos desta planta são utilizados sob a forma de uma infusão para tratar a disenteria crónica. *A Phyllnthus niruri* apresenta uma atividade hipolipemiante, diurética, hipotensiva e anti-hiperglicémica.

A maioria dos constituintes activos da *Phyllnthus niruri* tem a sua contribuição para a importância medicinal, incluindo lignanas biologicamente activas (filantina e hipofilantina), alcalóides e bioflavanóides (quercetina), elagitaninos e fenipropanóides. Atualmente, a utilização tradicional de *Phyllanthus niruri* é apoiada por estudos científicos. O extrato aquoso de *Phyllanthus niruri* tem um efeito restritivo na formação de cálculos renais e a produção de cálculos renais é inibida pelo extrato aquoso de *Phyllanthus niruri* (Row LR, *et.al,* 1965). Os cálculos urinários são tratados há muito tempo no Brasil com chá feito a partir de toda a planta *Phyllanthus niruri.*

Segundo os estudos, os alcalóides desta planta contêm propriedades antiespasmódicas que relaxam o tecido muscular liso do trato urinário, facilitando a eliminação dos cálculos urinários. Foi igualmente demonstrado que o extrato de *Phyllanthus niruri* inibe a formação e a agregação de cristais de oxlato de cálcio nas células tubulares distais caninas. *O Phyllanthus niruri* foi administrado a seres humanos por via oral numa dose elevada (20 g/dia) e não se registaram efeitos clínicos ou bioquímicos negativos e uma tolerabilidade satisfatória (Wei W *et.al*, 2012). *O Phyllanthus niruri* tem sido considerado um excelente remédio para a iterícia (Murugaiyah V et.al, 2007).

Foi demonstrado que o extrato aquoso de *Phyllanthus niruri* tem vários graus de atividade anti-vírus B (Sundaram J *et.al*, 2003). Diz-se que a hepatite B é inactivada pela filantina e pela hipofilantina tanto *in vitro* como *in vivo*.

De acordo com a investigação pré-clínica, o extrato de *Phyllanthus niruri* controla o vírus da hepatite-B através do controlo de polímeros de ADN endógenos que se ligam à superfície antigénica do vírus (Khaw *KY et.al*, 2017). O extrato etanólico da planta inteira *Phyllanthus niruri* exibe uma ação antiplasmodial in vitro (Konigshofer P *et.al*, 2019). A nirurisida é um composto isolado de *Phyllanthus niruri* que apresenta atividade antiviral contra o VIH através da inibição da enzima transcriptase reversa (Freitas AM *et.al*, 2002). Segundo os relatórios, o extrato aquoso de *Phyllanthus niruri* tem propriedades anti-citotóxicas que contrariam os danos causados pelo nitrato de chumbo e pelo sulfato de alumínio. A continuação do arranjo cromossómico, o gapping e o dearranging foram verificados em animais de controlo e o tratamento com *Phyllanthus niruri* resultou em melhorias (Nishiura JL *et.al*, 2004).

Foi demonstrado que o extrato de *Phyllanthus niruri* protege contra a deterioração das células hepáticas induzida pelo tetracloreto de carbono em coelhos devido à sua filantina e hipofilantina (Kirtikar KR *et.al*, 1935, llzuka *et.al*, 2006). Os ratos pré-tratados com *Phyllanthus niruri* apresentaram uma redução das lesões hepáticas agudas induzidas pelo Paracetmol (Thyagarajan SP et.al, 1987).

Estudos de lizuka et.al, (2006) revelaram o efeito vasorelaxante do carboxilato de metil brevifolina em anéis aórticos de ratos através do recetor e do canal de Ca^{2+} operado. O ácido elágico, uma substância isolada com quase seis vezes a potência da quercetina, um inibidor natural conhecido da aldose redutase, exibe a atividade inibidora mais forte sobre a enzima aldose redutase (Tona L et.al, 2004).

Como já foi referido, existem atualmente informações importantes sobre o potencial contributo do stress oxidativo para as complicações da diabetes. As misturas que contêm propriedades anti-hiperglicémicas e antioxidativas são úteis como agentes antidiabéticos. De acordo com o estudo efectuado em diabéticos, verificou-se que os suplementos e os componentes semelhantes à vitamina E podem ter um efeito sinérgico com os antioxidantes [117-119]. Assim, no contexto atual, é prudente identificar antioxidantes novos e mais eficazes a partir das vastas reservas de fitoterapia.

Catanovic et.al (2019) obtiveram um extrato isento de solventes orgânicos e que podia ser utilizado diretamente numa variedade de preparações funcionais. As técnicas de extração melhoradas representam técnicas de elevado potencial, e o estudo teve de enfrentar novos obstáculos, principalmente com base na compreensão dos requisitos, perigos potenciais e princípios da química verde. Os principais objectivos que foram atingidos foram a eliminação de solventes perigosos e uma melhoria no rendimento da extração. Esta revisão tem como objetivo apresentar todas as vantagens e desvantagens dos novos processos de extração, bem como uma panorâmica completa de todos os problemas que têm de ser ultrapassados no desenvolvimento de novos procedimentos amigos do ambiente.

Chokk S. et.al (2019) sugeriram que a anormalidade ductal do doador pode contribuir para problemas biliares pós-operatórios em receptores e doadores com base em dados de transplante de fígado de doador vivo (LDLT). Foi realizado um estudo de caso de 25 pacientes, com a conclusão de que o tipo de anatomia biliar deve ser semelhante para evitar dificuldades.

Polonznikov A *et.al* (2018) analisaram o seu trabalho, no qual criaram um conjunto de algoritmos computacionais para imitar ambas as metodologias. Estas metodologias abrem caminho para melhorar a fase in silico do risco sísmico, centrando-se nas reacções tóxicas individuais e no equilíbrio global da amostra de tecido.

Zarzour R.H., *et.al* (2017) investigou o *Phyllanthus niruri* através da redução da pontuação da hepatite, evitando a cirrose e reduzindo o risco cardiovascular no sangue (TC) (48%) e os lípidos de baixa densidade (LDL) (65%) e as gorduras. Os extractos continham componentes activos como o ácido elágico e o Phyllanthus.

Yan, M., *et.al* (2018) investigaram o mecanismo dos efeitos do acetaminofeno no fígado e o seu significado medicinal a formação de AIL A autofagia tem sido de facto associada à bioquímica da fase I/fase II, ao retículo endoplasmático, ao stress e a várias técnicas de tratamento Os projectos potenciais para o desenvolvimento de opções de tratamento mais eficazes para os danos hepáticos induzidos pelo APAP incluem a esterilidade inflamatória, o mau funcionamento microvascular e a regeneração do fígado. Pulgazhendhi D. et.al (2013) descobriu que, devido aos limites de rendimento, exatidão e custo, os procedimentos experimentais não podem ser amplamente utilizados. Consequentemente, o processo de descoberta de fármacos passou a utilizar estratégias in silico, como o Molecular Docking, QSAR e interacções HTS com ligandos proteicos, criando um alvo rápido e preciso. A descoberta exigiu a aplicação de uma ferramenta de identificação e previsão Insilco. Tatiya, A.U., Patil, R. P., Sutra, M. P., et.al (2011) utilizaram a análise TLC-Densitometria para determinar a filantina e o ácido gálico em formulações hepatoprotectoras à base de plantas. Criaram um método que é rentável para análises de rotina e pode ser utilizado com composições hepatoprotectoras poliédricas disponíveis no mercado.

Huang R. et.al (2003) descobriram que o extrato inibia eficazmente a expressão do HBsAg e do HBeAg após a análise de 25 compostos isolados de plantas de Phyllanthus (Euphorbiaceae) Visveswaran D *et al.*, 1985, Tabassum N *et al.*, 2005, Shimizu S *et al.*, 1989, Jakus V *et al.*, 2000. A fim de comparar as diferenças genéticas entre *P. emblica, P. niruri e P. urinaria*, Dnyanneshwar e colegas utilizaram RAPD-PCR, análise de regiões amplificadas caracterizadas por sequência (SCAR) e ADN polimórfico amplificado aleatório em 2006. Theerakulpisut et.al (2008) utilizaram o mesmo método para distinguir *P. niruri* de outras espécies semelhantes. A fim de distinguir *P. niruri* de *Phyllanthus acidus, P. debilis, P. urinaria, P. emblica* e *Phyllanthus myrtifolius*, Dharamaraj e colegas criaram um método em 2011 chamado "metabolite fingerprinting" em análise espectroscópica com a combinação algorítmica diferente incluindo análise discriminante linear (Cuzzocrea S *et al.*, 2001, Repetto MG *et al.*, 2002).

Awomukwu et.al (2015) observou recentemente que *P. amarus* foi publicado por cientistas de todo o mundo como P. *niruri*, e que o GenBank foi utilizado para aceder a muitas das sequências registadas ou Bold Systems, o que está a obscurecer ainda mais os detalhes reais das provas e a criar confusão na classificação das espécies. A equipa de estudo afirma que os resultados BLAST no GenBank , *P. amarus e P. niruri* são reportados ou incorretamente identificados como taxa separados pelos Bold Systems porque os investigadores de todo o mundo não têm conhecimento. Existe também uma distância de traço mais próxima do que qualquer outra espécie do género entre *P. amarus e P. niruri*. Assim, devido à sua semelhança precisa com P. amarus, eles sugeriram que *P. niruri* fosse adicionado a ele com base em dados de sequenciamento de DNA (Tiwari S *et al.*, 2019).

Numa investigação *in-vitro*, Venkateshwaran et.al (1987) mostraram que um extrato aquoso de P. niruri pode inibir a polimerase de ADN endógena do VHB ligando-se ao antigénio de superfície do VHB. Ao interagir com o antigénio de superfície do WHV in vitro, descobriu-se também que o extrato bloqueia a polimerase do ADN do vírus da hepatite da marmota (Marmotamonax). O extrato não teve efeitos adversos nos ratos e mostrou atividade antiviral na espécie marmota. Os seis WHV tratados contra um controlo e cinco com título. Quando injetado por via intraperitoneal, o extrato diminuiu e aboliu eficazmente o efeito da polimerase do ADN e do título do antigénio de superfície observado nos animais (infectados). Até 45 semanas após a interrupção da terapia, os animais tratados continuam a existir sem indicadores do VHB que possam ser detectados. O extrato de P. niruri demonstrou efeitos inibitórios significativos sobre os alcalóides, especificamente contra os efeitos citopáticos causados por ambas as estirpes de VIH nas células MT4 humanas, quando testado em doses específicas (Barrett LA *et al.,* 2019).

Atualmente, o investigador em estudos antidiabéticos para o extrato etanólico de *P. niruri* e *Moringa oliefera,* que foi encontrado para reduzir significativamente o açúcar no sangue em jejum após 2-3 h de administração observada na toxicidade induzida por estreptozotocina em ratos albinos diabéticos, a sensibilidade aumenta em ambas as células (glicose e não glicose) como resultado da estimulação do extrato da secreção de insulina em todos os níveis de glicose no sangue estava relacionada com a queda da glicose no sangue (Al Zarzour RH *et al.,* 2017).

O estudo in vitro do efeito anti-linfático das folhas de *P. niruri* foi investigado por Khare *et.al* (2014) utilizando vários solventes (metanol, éter, água e acetato de etilo) contra medicamentos comuns como Neeri ou Cystone como medicamento de controlo. O extrato de água demonstrou a maior inibição no teste de turbidez e agregação de cristais de oxalato de cálcio de todos os extractos (53,09% e 56,8%, respetivamente) e, em comparação com os medicamentos utilizados, o extrato de água e a Cystone mostraram igual potencial (Ueno T *et al.,* 2017).

Quatro espécies de plantas de Phyllanthus*: 1.P. amarus, 2.P. niruri,3.P. urinaria* 4. P. watsonii encontrou como efeitos anti-proliferativos activos a linha de células cancerosas de quatro células cancerosas diferentes.

A linha celular de MeWo (células de melanoma da pele), MCF-7 (carcinoma da mama humano), e PC-3 (cancro da próstata), além disso, A549 (carcinoma do pulmão humano), não mostrando atividade citotóxica nos tecidos acima como células normais. Através da regulação do ciclo celular e do desencadeamento da morte celular pela ativação de caspases, as plantas Phyllanthus restringiram seletivamente o crescimento de células tumorais malignas. Mas a presença de compostos polifenólicos, juntamente com o papel que desempenham no desencadeamento da apoptose, é crucial para impedir a progressão de células cancerosas malignas. Consequentemente, *a P. niruri* pode ser explorada para criar poderosos agentes anticancerígenos indutores de apoptose (Dnyaneshwar W *et al.,* 2006). Um remédio herbal misto para problemas hepáticos também inclui *Phyllanthus niruri* como um dos seus ingredientes (Theerakulpisut P *et al.,* 2008). A filantina e a hipofilantina dos componentes isolados do *P. niruri* podem proteger contra a toxicidade desenvolvida pelo tetracloreto de carbono (Awomukwu DA *et al.,* 2015). As enzimas séricas Glutamato Oxaloacetato Transaminase TAMBÉM Glutamato Piruvato Transaminase, ambas indicadores bem conhecidos de danos no fígado, foram produzidas pelo CCl4. Sem alterar as outras enzimas sanguíneas, o pré-tratamento de ratos com extractos de *P. niruri* diminuiu significativamente as alterações nas enzimas marcadoras de lesões hepáticas. Descobriu-se que um remédio ayurvédico chamado preparação à base de plantas que inclui *P. niruri* é útil no tratamento de lesões hepáticas quando administrado oralmente a ratos albinos machos a 1 mL/100g b.w. Uma proteína antioxidante de 35-KDa foi purificada e verificada em testes in vivo de stress oxidativo em ratos induzidos por nimelusida, danos hepáticos induzidos por CCl4, toxicidade hepática induzida por acetaminofeno e *in vitro* contra a citotoxicidade induzida por tioacetamida, medindo os níveis de várias enzimas hepáticas. Uma vez que a proteína contém uma ação de eliminação de radicais livres, demonstrou ser um excelente hepatoprotector, protegendo o fígado do stress oxidativo na insuficiência hepática enquanto o trata. Além disso, a proteína tem propriedades citoprotectoras contra o hidroperóxido de terc-butilo e na regeneração de células hepáticas (Ezeonwu VU *et al.*, 2011, Khare P *et al.*, 2014, Tang YQ *et al.*, 2010, Kapur V *et al.*, 1994, Syamasundar KV *et al.*, 1985).

Um estudo recente de Bashir et.al (2015), a atividade da glutationa citosólica Stransferase (GST) do extrato metanólico de *P. niruri* foi examinada em ratos Sprague dawley fêmeas jovens que induziram diabetes com estreptozotocina. Os testes in vitro em ratos diabéticos fêmeas jovens revelaram que o extrato não tinha um impacto apreciável na atividade da enzima GST. As experiências *ex vivo*, no entanto, permitiram um impacto de indução na atividade da GST, uma dosagem de 500 mg/kg (aguda e subcrónica). Como resultado, a atividade de eliminação de radicais livres e substâncias perigosas aumentou à medida que a atividade da GST aumentou (Achliya GS *et al.*, 2003).

A Helicobacter pylori foi examinada por Ranilla et.al (2012) utilizando extractos aquosos de *P. niruri* L., verificou que a inibição aumentou com a dose, de 25mg/L até 100 mg/L, nos extractos de ambos os locais, indicando que a inibição é dependente da dose. As elagitaninas e outros componentes não-fenólicos também indicaram inibição. Numa investigação relacionada, os extractos hidroalcoólicos de *P. niruri* L. foram testados contra H. pylori DSMZ 10242. Verificou-se que todos os extractos inibiram a H. pylori, com uma zona máxima de inibição de 20, no estudo de Kaur e Kaur (2016). O estudo de inibição da urease por uma quercetina foi creditado com o efeito inibitório dos extractos. Os resultados das investigações sugerem fortemente que pode ser uma fonte de agentes antibacterianos (Harish R *et al.*, 2006).

Foram utilizados modelos de úlcera induzida por stress para testar *a* eficácia anti-úlcera *de P. niruri* (modelos de indometacina, etanol ácido). O extrato reduziu drasticamente o risco de ulceração, e os seus efeitos anti-úlcera foram associados à citoprotecção, provavelmente como resultado do aumento da preparação de prostaglandinas. O edema e a infiltração de leucócitos foram inibidos e reduzidos nas regiões da úlcera a uma concentração reduzida de 1000 mg/kg, mostra o remédio GIT com hepatotoxicidade por etanol. Devido ao fitoconstituinte tanino *de P. niruri* e ao seu impacto rigoroso, as úlceras do estômago foram evitadas (Bhattacharjee R *et al., 2006).

3. FINALIDADE E OBJECTIVO

3.1 Objetivo do estudo:

O método de extração, isolamento e rastreio fitoquímico das plantas com atividade heapatoprotectora e avaliação biológica de diferentes extractos da planta com atividade heapatoprotectora.

3.2 Objetivo:

O presente estudo foi planeado com os seguintes **objectivos**

* Identificação e aquisição de plantas.

* Extração sucessiva de material vegetal com solventes

* Extrato fitoquímico e farmacologicamente ativo (in -vitro)

* Isolamento dos constituintes activos por cromatografia em coluna.

* Avaliação farmacológica do extrato ativo.

* Caracterização espectroscópica dos constituintes activos.

3.3 . Necessidade de trabalho:

O presente estudo analisa a avaliação fitofarmacológica do *Phyllanthus niruri* quanto à sua atividade hepatoprotectora. Devido à sua atividade metabólica no que diz respeito a proteínas, lípidos e peroxidação lipídica, o fígado é um dos órgãos mais essenciais e fundamentais de todos os órgãos. As doenças hepáticas induzidas por medicamentos são um problema mundial e os tratamentos médicos podem ser difíceis de encontrar e ineficazes. As doenças hepáticas são potencialmente letais, constituindo uma grave ameaça para a saúde pública mundial. Por conseguinte, para o tratamento da cirrose hepática, são utilizadas terapias paliativas. Os problemas suscitaram um grande interesse. A utilização de produtos naturais para desenvolver medicamentos eficazes do ponto de vista terapêutico pode diminuir o risco de danos quando estes medicamentos são utilizados em ensaios clínicos. O pressuposto de que os medicamentos à base de plantas são seguros e não têm efeitos secundários importantes tem aumentado a utilização de remédios naturais. Além disso, devido às opções terapêuticas restritas da medicina contemporânea e aos resultados terapêuticos por vezes inadequados, a utilização da medicina alternativa, como os remédios à base de plantas, expandiu-se. A ação hepatoprotectora tem sido reivindicada para uma grande variedade de plantas terapêuticas e respectivas preparações em todo o mundo. Verificou-se que um total de 170 constituintes bioactivos de 100 espécies protegeu o fígado. A filantina, uma substância química produzida a partir da erva "cardo-das-antilhas", um poderoso antioxidante, é praticamente utilizada apenas para a proteção do fígado. Estima-se que 90% do organismo vivo utiliza ervas naturais bioactivas, sendo 30% recomendadas pelos médicos. De acordo com as estimativas, mais de 90% da população do Sudão depende de medicamentos à base de plantas. Os compostos naturais provenientes das árvores, como os polifenóis, os triterpenos e os lípidos, têm recebido muita atenção nos tempos modernos devido à sua vasta gama de compostos bioactivos, incluindo a ação oxidante e hepatoprotectora. Foram propostos programas para avaliar a capacidade das plantas para prevenir ou tratar lesões hepáticas em animais de laboratório provocadas por uma série de produtos químicos citotóxicos, utilizando modelos animais in vitro e in vivo.

4. PLANO DE TRABALHO

1. Pesquisa bibliográfica

2. Seleção da planta

3. Recolha e autenticação de plantas

4. Extração sucessiva por solventes utilizando o aparelho de Soxhlet

5. Análise fitoquímica dos extractos.

6. Estudos de atividade *in vitro*

7. Avaliação farmacológica dos extractos

8. Estudos de toxicidade aguda

9. Rastreio farmacológico da sua atividade hepatoprotectora utilizando CCl4, paracetamol, etanol e hepatotoxicidade induzida por RIF+INH em ratos.

10. Isolamento do componente ativo: Por cromatografia em coluna.

11. Análise espectroscópica do composto isolado

12. Investigação histo-patológica

13. Estudo *in silico* por acoplamento molecular

14. Resultados, análise e discussão

15. Compilação de dados.

5. MATERIAL E METODOLOGIA

5.1 Seleção da planta:

Devido aos seus efeitos farmacológicos robustos e à informação sobre a sua baixa toxicidade, as inovações em todo o mundo estão a ganhar popularidade. Os desenvolvimentos a nível mundial devem-se às suas actividades farmacológicas poderosas e à informação sobre a sua baixa toxicidade. O objetivo do estudo é verificar a atividade hepatoprotectora da casca do caule de *Phyllanthus niruri* .L. e o estudo baseia-se também no estudo das práticas medicinais tradicionais da Ayurveda.

5.2 Recolha e autenticação de material vegetal:

As folhas e a casca do caule da planta selecionada foram colhidas no interior e à volta dos locais localizados na pequena aldeia de Ingoriya, Ujjain, Madhya Pradesh e identificadas e autenticadas pelo Departamento de Botânica, PG College, APS University Rewa, Madhya Pradesh. O espécime-valise foi depositado no Departamento para referência futura. (J/Bot/PN-WP/36)

Perfil da planta:

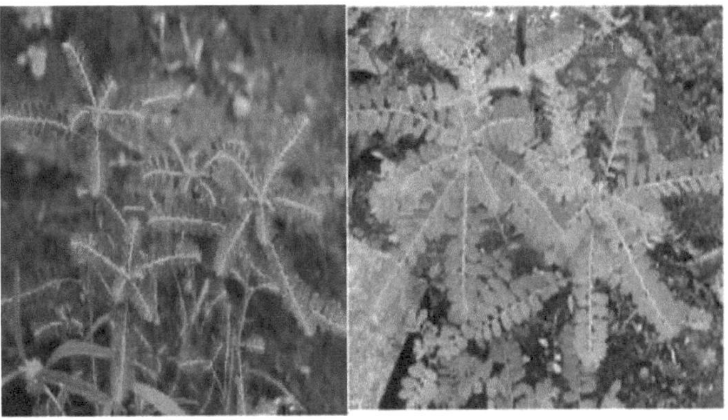

Figura.5.1: *PLANTA DE PHYLLANTHUS NIRURI (05/02/2019)*

Gale of the air current ou stone breaker ou seed-under-leaf é o nome famoso do *Phyllanthus niruri, que se distribui* nas regiões tropicais das zonas húmidas.

Nome científico	*Phyllanthus niruri*
Reino Unido	Plantae
Clado	Angiospérmicas
Clado	Eudicots
Clado	:Rosids
Encomendar	Malpighiales
Família	Euphorbeaceae
Género	Phyllanthus
Espécies	P. niruri
Nome binomial	Phyllanthus niruri L.

Sinónimos de *Phyllanthus niruri* nas diferentes línguas faladas na Índia:

1. Hindi: Bhumi Amla

2. Tamil: Keela Nelli

3. Telugu: Nela Usiri

4. Bengali: Bhui Amlaki

5. Kannada: Nela Nelli

A planta *P. niruri* tem sido utilizada por vários investigadores. Vários sistemas de solventes são desenvolvidos por pesquisadores que são capazes de extrair constituintes biologicamente ativos. Os constituintes foram identificados por técnicas espectroscópicas e verificados estatisticamente (Yuniati Y.*et.al.*, 2019). Os extractos *de P. niruri* foram analisados para várias doenças e perturbações.

5.3 Droga bruta para o procedimento de extração

As folhas e os caules foram recolhidos e secos à sombra antes de serem triturados para formar um pó grosseiro utilizando um triturador mecânico. Este pó fino foi peneirado com uma peneira de 40 no. e armazenado em recipientes herméticos para a atividade de extração fraccionada. A extração foi feita com um aparelho Soxhlet (Farnsworth et.al, 1966). 500 g de pó *de Phyllanthus niruri* foram pesados e macerados numa proporção de 1:6. Durante 72 horas, foram armazenados à temperatura ambiente. Foi utilizada uma vareta de vidro esterilizada para agitar o líquido de 24 em 24 horas. Foi efectuada a filtração com papel de filtro Whatmann n.º 1. O processo de extração para obtenção dos componentes bioactivos foi repetido mais duas vezes para garantir uma extração completa. Os filtrados obtidos foram então concentrados utilizando o processo de evaporação sob vácuo. O resíduo seco foi armazenado em condições refrigeradas para utilização posterior.

Extração de folhas secas utilizando vários solventes de polaridade crescente

Todos os solventes foram purificados antes de serem utilizados. A técnica de extração utilizada foi a percolação contínua a quente, tendo sido utilizados vários solventes durante o processo de 72 horas. A maceração a frio foi utilizada para realizar a extração aquosa. O extrato foi recolhido e evaporado. Para remover o excesso de humidade, foram depois refrigerados e secos. Foram utilizados recipientes herméticos para armazenar os extractos secos. (Kokate *et.al,* 2008).

5.4   Avaliação físico-química

O pó seco e armazenado das folhas da planta foi então mantido para o procedimento padrão de determinação de vários parâmetros físico-químicos

A)   Cálculo do teor de cinzas: Para encontrar produtos de baixa qualidade, produtos farmacêuticos fora de prazo e compostos semelhantes a areia ou terra, são calculados os valores de cinzas. Ao utilizar ácido que se dissolve em água e cinzas que são insolúveis em água, também pode ser utilizado para identificar constituintes químicos. (Khandelwal, 2004)

a)   Quantidade total Valor de cinzas: 3 g de pó seco de folhas e caules de plantas foram medidos com precisão numa sílica tarada e a uma temperatura não superior a 450^{0} C queimados para obter carbono, deixar arrefecer, pesar e calcular para avaliação.(Khandelwal,2004)

b)   Cinzas ácidas insolúveis: As cinzas obtidas na técnica anterior foram aquecidas durante 5 minutos em 25 ml de HCl diluído. HCl diluído. O restante foi retirado, lavado com água quente e medido antes do processo de ignição. (Khandelwal, 2004)

c)   Cinza solúvel em água

25 ml de água, a cinza resultante na cinza total foi aquecida. De acordo com os resultados da cinza em solução e da cinza solúvel, a percentagem de cinza solúvel foi estimada de acordo com as referências dadas. (Khandelwal, 2004)

B) Determinação dos valores extractivos

Procedimentos

Foram seleccionados diferentes solventes de acordo com a polaridade e macerados com 5 g de pó grosseiro *de Phyllanthus niruri* durante 24 horas num balão fechado, sendo constantemente agitados durante seis horas e mantidos durante dezoito horas. Em seguida, procedeu-se a uma filtração rápida para evitar a evaporação, secou-se a 105^0 C e secou-se em fundo plano. O pó seco ao ar foi utilizado como referência para estimar a percentagem. (Khandelwal, 2004)

5.5 Estudos fitoquímicos preliminares: (Gothoskar *et.al,* 1971; Kokate *et.al*, 2008; Khandelwal, 2004)

A) Testes de deteção de glúcidos e glicosídeos:

Mistura aquosa do extrato feita para a deteção através dos diferentes testes.

i) Teste de Molisch:

Misturar 2-3 gotas de solução alcoólica de naftol (1%) ao filtrado; adicionar 2 ml de ácido sulfúrico Con. Os hidratos de carbono estão presentes quando aparece um anel castanho na junção de dois líquidos.

ii) Teste de legalidade: Adicionar piridina a uma solução de nitroprussiato de sódio e alcalinizar por adição de solução de hidróxido de sódio. Os glicosídeos são identificados por um aspeto rosa a carmesim.

iii) Teste de Borntrager: Adicionam-se à amostra aquosa partes iguais de uma mistura de solução de hidróxido de sódio com solução de sulfato de cobre (5:1). Se aparecer uma cor rosa ou púrpura, existem proteínas e aminoácidos presentes.

B) Teste para alcalóides: Os alcalóides foram testados misturando extractos alcoólicos e aquosos em pequenas quantidades. A presença de alcalóides no filtrado foi determinada utilizando uma variedade de reagentes.

i) Teste de Dragondorff: A reação com o reagente de Dragendorff e o filtrado dá um ppt de cor castanha avermelhada. identifica alcalóides.

ii) Teste de Wagner: A reação com o reagente de Wagner e o filtrado dá origem a ppt. de cor castanho-avermelhada que identifica os alcalóides.

iii) Reagente de Mayer: 1 ml de reagente de Mayer dá uma cor creme com uma pequena quantidade do extrato, para o teste dos alcalóides.

C) **Pesquisa de proteínas e aminoácidos livres**

i)   **Teste do milhão: O** reagente de Millon, tratado com pequenas quantidades dos extractos, dá uma coloração vermelha para as proteínas e também para os aminoácidos livres.

ii)   **Teste da ninidrina:** O teste da ninidrina é efectuado através da reação de uma solução aquosa de extractos tratados com o reagente da ninidrina, aminoácidos e proteínas, que dá origem a uma cor violeta.

iii)   **Teste de Biureto:** Os extractos isolados foram diluídos numa pequena quantidade de água e depois misturados com partes iguais de solução de hidróxido de sódio 5:1 e solução de sulfato de cobre. A coloração rosa / púrpura significa a existência de proteínas e aminoácidos.

D) **Pesquisa de compostos fenólicos e taninos**

i)   **Teste de cloreto férrico:** A solução aquosa do extrato e a solução diluída de cloreto férrico (5%) foram misturadas e observadas. A ocorrência de cor violeta ou azul comprova a existência de compostos fenólicos e taninos.

Para fazer uma solução aquosa dos extractos, misturaram-se pequenas quantidades dos extractos com água e, em seguida, adicionou-se uma solução a 1% de gelatina com 10% de cloreto de sódio. Os compostos fenólicos e o tanino foram provados pelo precipitado branco.

ii)   **Ensaio de gelatina**

Para criar uma solução de extrato aquoso, os extractos foram diluídos em água em pequenas quantidades e, em seguida, foi adicionada uma solução de gelatina a 1% contendo 10% de cloreto de sódio. Os compostos fenólicos e os taninos são identificados através da produção de precipitados esbranquiçados.

iii)**Ensaio do acetato de chumbo**

Quantidades diminutas dos extractos em água antes de serem misturadas com uma solução de acetato de chumbo a 10%. A presença de compostos fenólicos e de taninos é evidenciada pela formação de um precipitado esbranquiçado.

E) **Pesquisa de flavonóides**

I.   **Teste com hidróxido de sódio :**

Extrato testado com hidróxido de sódio que dá uma cor amarela ou amarelo-alaranjada com flavonóides.

II. Teste com ácido sulfúrico: O extrato é testado com con.H2SO4, que dá uma cor amarela ou amarelo-alaranjada com flavonóides.

III. O teste de Shinoda

Aos extractos alcoólicos, adicionar pedaços de magnésio, ácido clorídrico conc., gota a gota, e depois aquecer. A presença de flavonóides é verificada pelo aparecimento da cor magenta.

F) Teste para saponina

1) Teste de espuma: 2 ml de água adicionada ao extrato e agitar bem para preparar a solução aquosa. Após a agitação, a formação de uma espuma estável de 1 cm de comprimento (espuma) significa a existência de saponina.

G) Teste de deteção de óleos e gorduras fixos

i) Teste pontual: As gorduras e os óleos foram identificados através de um teste pontual em que a amostra é pressurizada entre os papéis de filtro

ii) Teste de saponificação: Uma amostra de extrato aquecida durante um longo período de 2 horas, adicionando gotas de KOH 0,5N preparado em álcool. A formação de sabão ou uma neutralização parcial da base indicam a existência de gorduras e óleos fixos.

H) Pesquisa de fitoesteróis

Os extractos dos diferentes solventes foram diluídos separadamente com 5 ml de água destilada cada. Os testes seguintes foram efectuados com esta solução.

1) Teste Salkowski

O extrato foi tratado com algumas gotas de ácido sulfúrico concentrado. A cor vermelha após a reação revela a presença de fitoesteróis.

2) Teste de Libermann Bucchard

A solução de extractos e anidrido acético (algumas gotas) é tratada por ebulição e depois deixada arrefecer. Em seguida, adiciona-se ácido sulfúrico conc. O anel castanho produzido no meio das duas camadas indica a presença de fitoesteróis.

J) Pesquisa de gomas e mucilagens

i) Teste de álcool: O teste do álcool é efectuado nos extractos. Se não for solúvel em álcool

ii) **Ensaio de precipitação:** A amostra de extrato é adicionada ao ácido pícrico.

A presença de gomas ou de mucilagem é identificada pela formação de um precipitado de cor amarela sombreada.

5.6 . Técnicas cromatográficas

A) Cromatografia de camada fina de alto desempenho (HPTLC)

Para desenvolver o controlo de qualidade das ervas, são necessários processos de fabrico normalizados e um método normalizado de análise. A Cromatografia em Camada Fina de Alta Eficiência (HPTLC), uma técnica de separação de análises analíticas, é mais frequentemente usada para criar impressões digitais de referência para ervas usando matérias-primas que tiveram seus conteúdos fitoquímicos analisados. A HPTLC foi efectuada em placas HPTLC 60 F 254 feitas de sílica-gel embalada em alumínio (Merck) (Sethi, 1996). O compartimento foi preenchido com a fase móvel selectiva, que teve 30 minutos para se equilibrar. Utilizando um aplicador de amostras CAMAG LINOMAT IV para aplicar a amostra sob a forma de bandas nítidas, foram criadas placas. Depois de deixar secar as manchas, as placas foram mantidas numa das câmaras de calha dupla CAMAG. São necessários procedimentos de produção normalizados e instrumentos analíticos normalizados para melhorar o controlo de qualidade das ervas. Utilizando matérias-primas cujo conteúdo fitoquímico foi examinado, a cromatografia de camada fina de alto desempenho (HPTLC), uma técnica de separação analítica, é amplamente utilizada para produzir impressões digitais de referência para ervas. A HPTLC foi efectuada utilizando placas de HPTLC 60 F 254 feitas de sílica-gel (Merck) com enchimento de alumínio (Sethi, 1996). A fase móvel selectiva foi colocada no interior do compartimento e deixada em equilíbrio durante 30 minutos. As placas foram feitas aplicando a amostra sob a forma de bandas nítidas utilizando um aplicador de amostras CAMAG LINOMAT IV. As placas foram colocadas numa das calhas gémeas CAMAG, depois de as manchas terem sido deixadas a secar numa corrente de ar. A gama de deteção UV é de 254 nm e 566 nm.

5.7 Ensaios *in vitro*

Estudo de citotoxicidade : Ensaio MTT

O ensaio MTT quantifica a succinato desidrogenase mitocondrial através da redução do corante amarelo. Em DMEM com 10% de soro de vitelo, os hepatócitos normais de rato foram regularmente cultivados e subcultivados em monocamada. O primeiro lote foi cultivado durante 10 dias. As células do primeiro lote, cultivadas até aos dias seguintes, foram utilizadas nas investigações.

Nesta fase, colocadas em placas de microtítulo Nunclon de 96 poços, as células foram reunidas a uma densidade de 30.000 células por poço e deixadas em repouso durante um dia inteiro à temperatura normal numa atmosfera húmida e com um teor de (5%) de CO2. Depois disso, as células foram expostas a uma toxina (meio contendo CdCl2) juntamente com quantidades variáveis do extrato de planta, apenas o meio, ou ambos (como normal). A silimarina, um medicamento comum, foi utilizada numa concentração de 250 g/ml, juntamente com o extrato da planta, que variava entre 25 e 200 g/ml. No final do estudo, a citotoxicidade foi avaliada através da medição da viabilidade dos hepatócitos utilizando o ensaio de redução MTT. A solução de teste de cada poço foi aspirada após 1 hora de incubação, e 50 l de MTT feito em MEM, exceto a solução de vermelho de fenol, foram substituídos (MEM-PR). As placas foram agitadas antes de serem incubadas durante 3 horas a 37°C num ambiente húmido com 5% de CO2. A espuma formada foi decomposta retirando o sobrenadante, adicionando 50 l de propanol e agitando suavemente as placas. Transformou-se num produto que é um pigmento de cor púrpura escura, insolúvel e biologicamente ativo (Masters, 2000). Depois de as células terem sido solubilizadas com um solvente orgânico, é subsequentemente libertado um reagente formazan solubilizado (como o isopropanol). Uma vez que apenas as células metabolicamente activas podem reduzir o MTT, o grau de atividade funciona como um indicador da vitalidade das células. Antes de adicionar 200 ml de solução de MTT (MTT 5mg/volume diluído em PBS), a suspensão de cultura de células foi lavada com 1x PBS. Após lavagem com 1x PBS e adição de 300 ml de DMSO a cada meio de cultura, o MTT foi eliminado. Em seguida, procedeu-se à incubação, para lisar a célula e produzir cor durante cerca de meia hora à temperatura ambiente a 540 nm, sendo a absorvância registada com um leitor de microplacas. Para precipitar as células, a solução foi transferida para tubos de centrifugação e processada a alta velocidade durante 2 minutos.

% Viabilidade = A 450 - A 650 de células de ensaio A 450 - A 650 de células de controlo x 100 Absorvância do controlo.

5.8 Atividade antioxidante

5.8.1 Atividade antioxidante total

Esta atividade é calculada pelo método descrito por Kumaran e Karunakaran (2007).

Procedimento

Foi retirado um tubo Eppendorf onde adicionámos solução reagente (3 ml) incluindo 0,6M H2SO4, 28mM NaH2PO4, e 4mM (NH4)2MoO4 e extrato de planta (1ml) a várias concentrações (100, 200, e 300 g/ml) de água. Adicionalmente, o tubo foi selado e aquecido num bloco térmico a 95 graus durante 90 minutos. A 695 nm, após arrefecimento, a absorvância foi medida em relação a uma solução em branco. O teor total de antioxidantes é dado em teor de ácido ascórbico e foi utilizado como referência.

5.8.2 Ensaio de poder redutor

Utilizando a abordagem de Yildirim et al (2001), foi avaliado o potencial de redução do extrato da planta.

Procedimento

2,5 ml de tampão fosfato e igual a 1% de ferricianeto de potássio, também 1,0 ml de extrato em várias diluições (100, 200 e 300 g/ml) adicionados a 1,0 ml de extrato. A mistura foi mantida em incubação durante meia hora. Em seguida, 2,5 ml de ácido tri-cloracético (10%) foram misturados e centrifugados durante 10 minutos a 3000 rpm. Em seguida, 2,5 ml de água foram adicionados a uma mistura de 2,5 ml da porção superior e 0,5 ml de cloreto férrico a 0,1% acabado de fazer. O ácido ascórbico é mencionado como referência. A absorvância a 700 nanómetros foi feita com um espetrofotómetro UV.

5.8.3 Atividade de eliminação do radical NO

A incapacidade do extrato da planta para eliminar radicais livres foi determinada por Streejayan e Rao *et al.*, 1997.

Procedimento

A um pH fisiológico, a solução de nitroprussiato de sódio produz radicais de óxido nítrico. Um mililitro de nitro prussiato de sódio (10 Mm) foi combinado com três quantidades diferentes de extrato de planta (100, 200 e 300 g/ml) em tampão fosfato (pH 7,4). A mistura foi incubada durante 150 minutos a 25 °C. Misturou-se sulfnilamida a 1%, ácido o-fosfórico e dicloridrato de naftiletilenodiamina a 0,1% a 1 ml da solução incubada para fazer o reagente de Griess. Para efeitos de comparação, a referência foi o ácido ascórbico. A percentagem de inibição foi estimada após leitura da absorvância a 546 nm.

5.8.4 $H_2 O_2$ atividade de limpeza

O método de medição do procedimento de eliminação do radical peróxido de hidrogénio foi apresentado por Ruch et.al (1989).

Procedimento

O tampão de fosfato foi produzido com uma solução de $H_2 O_2$ (pH 7,4). A medição da absorvância com um coeficiente extinto de $H_2 O_2$ foi utilizada para quantificar espectrofotometricamente a concentração de $H_2 O_2$. Em água destilada, o extrato de metanol da planta foi adicionado juntamente com a solução de $H_2 O_2$ (0,6 ml, 40 mM). Após 10 minutos, a solução em branco contendo tampão fosfato foi comparada com a absorvância de $H_2 O_2$ a 230 nm. Foram calculadas as percentagens de absorção da planta e do ácido ascórbico padrão.

5.9 Estudos farmacológicos

A Organização para a Cooperação e Desenvolvimento Económico (OCDE) estabelece normas para a investigação sobre a toxicidade aguda oral (OCDE).

1) Orientação 423

a) Princípio

Um método para determinar a toxicidade aguda por via oral, designado por abordagem de classe tóxica aguda, consiste em determinar a dose que resulta em morte ou fatalidade. Nesta experiência, os compostos de teste são doseados em bolus no jovem adulto de roedores saudáveis através de alimentação oral, seguida de até 15 dias de observação e registo do peso corporal, seguido de necrose em todos os animais. A cânula típica ou gástrica foi utilizada neste animal consciente para fornecer medicação oral aos ratos.

As substâncias em estudo foram administradas neste processo em doses fixas de 5 mg/kg, 50 mg/kg, 300 mg/kg e 2000 mg/kg.

a) Animais

Para o estudo da toxicidade aguda, foram utilizadas fêmeas de ratos albinos Wistar (150-200g), provenientes do Central Drug Research Institute. Foram mantidos em gaiolas de polipropileno, alimentados com uma dieta normal de ração para ratos (fornecida pela Hindustan Lever Limited, Bangalore) e tiveram acesso a quantidades ilimitadas de água. Durante 12 horas, os ratos foram mantidos num ciclo de exposição à luz e à escuridão. Os ratos foram submetidos a um jejum de, pelo menos, 12 horas antes do ensaio, tendo a IAEC aprovado (IAEC/2020-21/RP-44) os protocolos experimentais.

b) Procedimento

Pesagem e seleção de ratos fêmeas que tinham estado em jejum na noite anterior. Os resultados foram monitorizados durante duas semanas após a administração da dose inicial de acetona, etanol e extractos aquosos, que foi escolhida como a dose com maior probabilidade de produzir toxicidade. Com base no debate acima referido, foram seleccionadas as doses perigosas.

5.10 Estudos hepatoprotectores

5.10.1 Hepatotoxicidade induzida pelo tetracloreto de carbono (CCl4)

a) Princípio

Uma vez que o CCl3O é formado durante o metabolismo dos fármacos no retículo endoplasmático e nas mitocôndrias, o citocromo P450 contribui para a rápida produção de radicais livres oxidativos reactivos. A produção de oxigénio livre O- pela lipoperoxidação provoca um aumento dos iões Fe^{+2} reactivos intracelulares, a formação de aldeídos, a diminuição da GSH e a separação do cálcio. A interação covalente direta com o CCl3O oxidativo também resulta na degradação dos sequestros de Ca^{+2}. A incapacidade de sequestrar resulta em níveis elevados de Ca^{+2} intercelular, agregação de enzimas proteolíticas, níveis elevados de iões Fe^{+2}, níveis elevados de peroxidação lipídica e citotoxicidade de aldeídos. (Zimmerman HJ *et al*, 1965)

Compostos de ensaio

Foi utilizado o medicamento silimarina (25 mg/kg/P.O.) como padrão e extractos de *Phyllanthus niruri* L. em acetona, etanol e água.

c) Produtos químicos e reagentes: Tetracloreto de carbono, azeite e silimarina.

d) Conceção experimental

Os ratos machos e fêmeas foram divididos em seis animais cada um, de igual modo, nove grupos, n = 6 Grupo

Recebi um tratamento de controlo padrão com água durante nove dias de cada vez (5 ml/kg, p.o.)

O grupo II recebeu tratamento com tetracloreto de carbono (1 ml/kg em 50% v/v de azeite, s.c.) no sétimo dia e água (5 ml/kg, p.o.) durante 9 dias.

O grupo III recebeu tratamento com o medicamento comum silimarina (25 mg/kg, p.o.) durante nove dias de cada vez e tetracloreto de carbono (1 ml/kg em 50% v/v de azeite, s.c.) no sétimo dia.

Os grupos IV, V e VI receberam tratamento com extrato integral (500 mg/kg) uma vez por dia durante nove dias, seguido, no dia 7, de tetracloreto de carbono (1 ml/kg em 50% v/v de azeite, s.c.).

Foram calculados os indicadores bioquímicos.

5.10.2 Hepatotoxicidade induzida pelo paracetamol

Como resultado de uma sobredosagem de paracetamol, é produzido um metabolito hepatotóxico denominado glutatião, que provoca lesões hepáticas. A maior parte do metabolismo das doses terapêuticas de paracetamol resulta em conjugados de sulfato e glucuronido. Os produtos químicos residuais são transformados em intermediários reactivos, sendo a desintoxicação feita posteriormente com a conjugação do glutatião. As vias de conjugação do sulfato com glucuronido são utilizadas numa sobredosagem, resultando na conversão de medicamentos adicionais no metabolito reativo. O processo de atenuação da lesão hepática e de proteção das células hepáticas envolve a conjugação de metabolitos reactivos com substâncias semelhantes ao glutatião, como a acetilcisteína, para facilitar a sua remoção. (Grahame smith., 1984)

a)   Compostos de ensaio

Os diferentes extractos de folhas de *Phyllanthus niruri* L com solventes como acetona, etanol e água e silimarina (25 mg/kg de peso corporal) como medicamento padrão.

b)   Produtos químicos e reagentes

Paracetamol e silimarina

d) Conceção experimental

Separando os ratos machos e fêmeas em nove grupos, cada um com seis, quando n = 6, Foram criados nove grupos com seis ratos (n = 6) cada, a partir de ratos de ambos os sexos. Os ratos de ambos os sexos foram divididos em nove grupos, cada um com seis ratos (n = 6).

Grupo I: Durante 21 dias, este grupo recebeu água (5 ml/kg, p.o.) como controlo padrão.

Grupo II: Recebeu água (5 ml/kg, p.o.) e etanol a 40% (2 ml/100 g b/w, p.o.) durante 21 dias.

Grupo III: Durante 21 dias, os indivíduos receberam silimarina (25 mg/kg, p.o.) como habitualmente, juntamente com etanol a 40% (v/v, 2 ml/100 g b/w, p.o.).

Ao longo de 21 dias, os Grupos IV, V e VI receberam etanol a 50% (2 ml/100 g/b/w) e todos os extractos (500 mg/kg).

No último dia, as análises das enzimas marcadoras sanguíneas incluíam a transaminase glutâmico-piruvato sérica (SGPT), a oxidase glutâmica sérica e o soro.

No último dia, os métodos utilizados foram aplicados na análise de parâmetros funcionais, como o início e a duração do sono, de parâmetros morfológicos, como o peso e o volume do fígado, da fosfatase alcalina (ALP), da transaminase glutâmico-oxidase sérica (SGOT), da transaminase glutâmico-piruvato sérica (SGPT), da bilirrubina total e da proteína total, que são exemplos de parâmetros enzimáticos marcadores séricos.

5.10.3 Hepatotoxicidade induzida pelo etanol

No fígado, o etanol provoca uma variedade de efeitos nocivos que dependem da dose. Hepatite, cirrose e infiltração de gordura no fígado são os principais efeitos. Devido à sua toxicidade inerente, o álcool pode afetar o fígado mesmo quando não existem deficiências nutricionais. Após o consumo de doses relativamente pequenas de etanol, as pessoas normais podem registar o evento inicial de formação de gordura no fígado. O ciclo do ácido tricarboxílico e a oxidação da gordura são prejudicados, o que resulta nesta acumulação, em parte porque a álcool desidrogenase e a aldeído desidrogenase estão a produzir demasiado NADH. A causa fundamental da cirrose alcoólica é a fibrose, que se desenvolve como resultado da necrose dos tecidos e da inflamação persistente. O tecido fibroso é utilizado para substituir o tecido hepático saudável. O colagénio pode acumular-se em torno das vénulas hepáticas terminais em resultado da lesão direta das células estreladas do fígado induzida pelo álcool. O consumo crónico de álcool está relacionado com a conversão de células estreladas em células semelhantes a miofibroblastos que produzem colagénio. Os corpos de Mallory, que se supõe estarem associados a uma alteração do citoesqueleto mediado por citoqueratina, são a caraterística histológica da cirrose alcoólica. Foram sugeridos vários processos moleculares subjacentes.

a) **Compostos de ensaio**

Foi utilizado o medicamento padrão silimarina (25 g/kg bw/p.o.) e extractos de folhas de *Phyllanthus niruri* L. em acetona, etanol e forma aquosa.

b) **Produtos químicos e reagentes**

Álcool etílico e silimarina

c) **Conceção experimental**

Foram criados nove grupos com seis ratos (n = 6) cada, a partir de ratos de ambos os sexos.

Grupo I: Este grupo serviu de controlo padrão e recebeu água (5 ml/kg, p.o.) uma vez por dia durante 21 dias.

Grupo II: Recebeu etanol a 40% (2 ml/100 g de peso corporal, p.o.) durante 21 dias e água (5 ml/kg, p.o.) durante 21 dias.

Grupo III: Os indivíduos receberam etanol a 40% (v/v, 2 ml/100 g de peso corporal, p.o.) e a medicação habitual silimarina (25 mg/kg, p.o.) uma vez por dia durante 21 dias.

Os grupos IV, V, VI e VII receberam etanol a 40% (2 ml/100 g b/w) e todos os extractos (500 mg/kg) durante 21 dias. No último dia, as medições das enzimas marcadoras séricas incluíram a transaminase glutâmico-piruvato sérica (SGPT), a oxidase glutâmica sérica e a **5.10.4 Hepatotoxicidade induzida pela rifampicina**

O principal medicamento utilizado para tratar a tuberculose é a rifampicina; no entanto, a utilização a longo prazo tem sido associada a hepatotoxicidade. Ao competir com a bilirrubina pelo transporte através da célula hepática e ao causar hepatotoxicidade, a rifampicina provoca hepatite crónica. A hiperbilirrubinemia conjugada ou não conjugada pode desenvolver-se frequentemente como resultado. Foi utilizado o medicamento padrão silimarina (25 mg/kg p.o.) e extractos de folhas em acetona, etanol e forma aquosa.

a) Compostos de ensaio

Foram utilizados os extractos de acetona, etanol e aquoso das folhas de *Phyllanthus niruri L.* e o medicamento padrão silimarina (25 mg/kg p.o.)

b) Produtos químicos e reagentes

Rifampicina (RIF) + Isoniazida (INH) e silimarina. Rifampicina (RIF) + Isoniazida (INH) e silimarina. As soluções de RIF e INH (100mg/kg) foram administradas por via intravenosa durante um período de 21 dias. Foram preparadas de forma independente, utilizando água destilada estéril. (Balakrishnan *et.al,* 2010)

c) Conceção experimental

Foram formados nove grupos de seis ratos cada, a partir do número total de ratos.

Grupo I: Recebeu água veicular (5ml/kg/p.o) durante 21 dias, uma vez por dia, e serviu de controlo normal.

Grupo II: Recebeu água de veículo (5ml/kg/p.o) durante 21 dias, uma vez por dia, e RIF+INH (100mg/kg/i.p.) durante 21 dias, uma vez por dia.

Grupo III: Recebeu RIF+INH (100mg/kg/i.p.) durante 21 dias uma vez por dia e silimarina durante 21 dias (25 mg/kg/p.o) uma vez por dia.

Grupos IV, V, VI, VII Receberam RIF+INH (100mg/kg/ i.p.) durante 21 dias uma vez por dia e todo o extrato da planta selecionada (500mg/kg/p.o), durante 21 dias uma vez por dia.

No último dia, foram examinados parâmetros bioquímicos, incluindo a bilirrubina total e as proteínas totais (Lowry *et.al*,1951), bem como parâmetros funcionais, incluindo o início e a duração do sono, parâmetros morfológicos, incluindo o peso e o volume do fígado, e parâmetros enzimáticos marcadores séricos, como a= fosfatase alcalina'(ALP), a oxidase glutâmica sérica (SGOT) e a= transaminase glutâmica piruvato sérica' (SGPT), de acordo com o descrito.

5.11 Avaliação do efeito hepatoprotector de extractos de plantas seleccionados

A) Parâmetros funcionais

No último dia do estudo, foi injectada tiopentona sódica (40 mg/kg, i.p) e o tempo de sono registado em todos os animais também foi utilizado para avaliar o efeito protetor do medicamento.

B) Parâmetros físicos

i) Determinação do peso do fígado

Após o abate dos animais, o fígado foi separado, lavado com soro fisiológico e os seus pesos foram calculados. Os pesos do fígado foram expressos em termos de massa do órgão, ou seja, em gramas.

ii) Determinação do volume hepático

Depois de calculados os pesos dos fígados, registou-se o volume deslocado por cada fígado quando colocado num cilindro de medição cheio de água pura ou de solução salina. (2007) (Ghosh *et.al*)

C) Parâmetros bioquímicos

1) O efeito de extractos de plantas seleccionados na atividade da transaminase glutamato piruvato sérica (SGPT) SGPT (ALT) no soro ou plasma foi determinado quantitativamente in vitro utilizando este kit de reagentes.

b) Princípio

O grupo amino é transferido da L-alanina para o alfa-cetoglutarato pela SGPT (ALT), que também catalisa a produção de piruvato e L-glutamato. O piruvato e o NADH são posteriormente transformados em lactato e NAD pela lactato desidrogenase.

A transformação de NADH em NAD diminui a absorvância a 340 nm. É possível medir e relacionar a taxa de diminuição da absorvância com a atividade da SGPT.

$$\text{L - alanina} + \alpha\text{-cetoglutarato} \xrightleftharpoons{\text{GPT (ALT)}} \text{L - glutamato} + \text{piruvato}$$

$$\text{Piruvato} + \text{NADH} + \text{H}^+ \xrightleftharpoons{\text{LDH}} \text{Lactato} + \text{NAD}^+$$

c) Significado clínico

A cirrose, a mononucleose infecciosa e a hepatite tóxica ou infecciosa são apenas alguns exemplos de doenças hepáticas e renais que estão associadas a uma atividade elevada da SGPT (ALT). O cancro metastático, a congestão hepática, o enfarte do miocárdio e a iterícia obstrutiva apresentam um aumento modesto. Níveis mais baixos de SGPT transformam-se em hemodiálise a longo prazo sem vitaminas suplementares.

d) Amostra

Foi utilizado como amostra o soro claro fresco, em jejum e não hemolisado.

e) Composição do reagente

Reagente 1: Tampão

Tampão Tris (pH = 7,5)	:	100 mmol/L
L Alanina	:	5(X) mmol/L
LD	:	$\geq$1200U/L

Reagente 2: substrato

um cetoglutarato	:	15 mmol/L
NADH	:	0,18 mmol/L

f) Preparação do reagente de trabalho

Numa proporção de 1:4, ou seja, 1 ml do reagente 2 + 4 ml do reagente 1, o reagente 2 deve ser adicionado ao reagente

g) Procedimento de ensaio

Antes de efetuar o ensaio, o reagente de trabalho foi deixado a 370 C. A absorvância foi medida depois de 1 ml de reagente de trabalho ter sido combinado com 100 l de solução de ensaio.

Cálculo:

Segue-se a fórmula para traduzir a variação da absorvância em unidades internacionais de atividade (UI):

(A/min) / fator cinético = atividade ALT (UI/L).

Em que A/minuto = alterações da absorvância por minuto, Fator cinético = 1768 I Valores normais SGOT (AST): 7 - 21 U/L SGPT (ALT): 6 - 21 U/L (SGOT)

a) Utilização prevista

O objetivo deste kit de reagentes é determinar quantitativamente a atividade de SGOT (AST) no soro ou plasma in vitro.

b) Princípio

Neste caso, a investigação descobriu que a SGOT era responsável por catalisar a conversão de L- aspartato em alfa-cetoglutarato, o que resulta na produção de oxaloacetato e L- glutamato. Além disso, a MDH converte o malato e o NAD a partir do oxaloacetato e do NADH. Esta conversão é responsável pela diminuição da absorvância a 340 nm, que está inversamente relacionada com a atividade do SGOT.

GOT (AST)

L - Aspartato + α-cetoglutarato ⇌ Oxalacetato+L- Glutamato

MDH

Oxaloacetato + NADH + H$^+$ ⇌ L - Malato + NAD$^+$

c)   **Significado clínico**

O coração, o fígado e os músculos esqueléticos têm um teor elevado de SGOT (AST). Se os órgãos forem afectados, estes níveis séricos aumentam. O nível de SGOT é diretamente proporcional à lesão e aos danos observados no enfarte do miocárdio, na mononucleose, na inflamação do pâncreas, mesmo nas lesões dos músculos esqueléticos, nas doenças renais ou nas perturbações cerebrais. Em todas as situações, o nível sobe no prazo de 7 a 12 dias. A reação catalítica é a seguinte

$$GOT/AST$$

L - aspartato + Oxoglutárico $\rightleftharpoons$ Oxalacctatc + Glutamato

    (ou queroglutarato)

$$GPT/ALT$$

L - alcalino + Oxoglutarato $\rightleftharpoons$ Piruvato + Glutamato

    (ou cetoglutarato)

Na disfunção hepática, a atividade das transaminases séricas aumenta. O enfarte do miocárdio é caracterizado por um aumento da atividade da SGOT (AST) em relação à SGPT (ALT).

d)   **Composição do reagente:**

Reagente 1: Tampão

Tampão Tris (pH = 7,8):	80 mmol/L
L Aspartato:	240 mmol/L
MDH:	$\geq$ 600 U/L
LD:	$\geq$ 600 U/L

Reagente 2: Substrato

α-cetoglutarato:	12 mmol/L
NADH:	0,18 mmol/L

e) **Reagente:** Reagente 2 + Reagente 1 (1:4)

f) **Procedimento de ensaio**

Adicionar 1 ml de reagente de trabalho (370C) a 100 pl de solução de ensaio e registar a absorvância.

Cálculo Fórmula geral

Atividade AST (UI/L) = (AA/min) / fator cinético

Onde: A/minuto = variação da absorvância por minuto, Fator cinético = 1768.

Impacto de vários extractos de plantas na fosfatase alcalina (ALP) As fosfatases são classificadas como hidrolases, um grupo de enzimas que são conhecidas pela sua capacidade de hidrolisar vários fosfatos orgânicos em álcool e iões de fosfato. A fosfatase alcalina e a fosfatase ácida são fosfatases importantes para o diagnóstico. Estas podem ser distinguidas com base na forma como reagem em meios ácidos e alcalinos. A atividade da fosfatase é verificada em função do pH, sendo alcalina a 10 e ácida a 5.

a) **Princípio**

A ALP hidrolisa o substrato, p-nitrofenil fosfato (PNPP), para produzir p-nitrofenol e ácido fosfórico. Alguns iões divalentes, como o Mg^{++} , são introduzidos no sistema e actuam como activadores. Em meio ácido ou alcalino, o PNPP é incolor, enquanto o PNP é amarelo em meio alcalino e incolor em meio ácido.

ALP/ACP

P - Nitrofenil fosfato + H_2O $\rightleftharpoons$ p-Nitrofenol+ H_3PO_4

(incolor) (amarelo)

b) **Significado clínico**

A atividade da fosfatase alcalina pode estar associada a doenças hepatobiliares e ósseas. A atividade da fosfatase alcalina sérica é muito elevada em doentes com cancro ósseo, havendo também um aumento significativo na iterícia obstrutiva e na cirrose biliar. A doença de Hodgkin, a ICC, os problemas infecciosos, gastrointestinais e a hepatite foram todos associados a aumentos moderados.

c)   **Composição do reagente**

Reagente 1: tampão ALP.

AMP: 300 mM

Acetato de magnésio: 2 mM

Sulfato de zinco: 0,8 mM

Quelantes: gs

Reagente 2: substrato de ALP

pNPP: 10 mM

estabilizador: gs

e) Procedimento de ensaio

A temperatura foi mantida a 37^0 C para o reagente de trabalho no início do ensaio. A solução de teste (100 ul) foi misturada com este reagente de trabalho (1 ml) e anotada como normal. Os hepatócitos podem ser gravemente danificados em doenças hepáticas que podem levar a hipoalbuminemia. A hiperglobulinemia pode ocorrer em doenças como a cirrose e a hepatite crónica, que são doenças inflamatórias de longa duração.

a)   Utilização

O kit é útil na determinação quantitativa in-vitro de proteínas totais

b)   Utilização clínica

É utilizado na observação de alterações observadas na doença hepática crónica.

c)   Princípio

A proteína que contém ligações peptídicas pode reagir com iões cúpricos do reagente na presença de solução alcalina e ser responsável pela formação de quelatos coloridos. Além disso, a absorvância foi registada a 578 nm.

Cálculo

Proteína total (g/dl) = Absorvância do teste / Absorvância padrão x 6,5 5.10.

5.12 Exames histopatológicos (Avadhoot, 1991; Bhanwra, 2000; Mankani, 2005)

Os ratos foram abatidos e o fígado foi retirado separadamente e cortado em pequenos pedaços antes de ser conservado e fixado com formalina a 10% durante um período de 48 horas, ou seja, dois dias. As secções foram lavadas em água corrente para remover a formalina

Em seguida, o fígado é tratado com álcool de diferentes dosagens, de 70 a 80, após 12 horas, repetindo-se o ciclo até à eliminação total dos vestígios de água. O excesso de álcool é removido por clorofórmio e o clorofórmio por parafina e os blocos em forma de L são preparados por moldagem em parafina, sendo as fatias de fígado mantidas em parafina quente e depois arrefecidas. Cortam-se secções de 5 micrómetros de espessura. As secções foram colocadas numa microlâmina coberta com albumina de ovo, que serviu de substância aderente.

5.13 Análise estatística

Média±SEM. ANOVA, teste de Dunnet (Dunnet et.al, 1964) para comparação múltipla O valor da probabilidade considerado para o cálculo do fundamento estatístico (Dhar ML *et al.,* 1968, Nadkarmi NK *et al.,* 1993).

5.14 Análise espetral

Análise espectroscópica no infravermelho com transformada de Fourier (FT-IR)

A espetroscopia de infravermelhos consiste na absorção selectiva na região do infravermelho e no espetro obtido após a absorção da gama de IV onde as moléculas apresentam vibrações. A interpretação do espetro é determinada pelas ligações químicas presentes nos compostos. Para a análise FTIR, utilizou-se o pó seco *de Phyllanthus niruri*. Foram criados discos de amostra translúcidos encapsulando 10 mg do pó de extrato seco numa pastilha de KBr de 100 mg. A amostra de extrato foi pulverizada e colocada num espetroscópio FTIR Shimadzu, Japão, com uma gama de varrimento de 400 a 4000 cm-1 e uma resolução de 4 cm-1 (Liu et.al, 2006).

H^1 -NMR:

A análise H^1 -NMR foi realizada para examinar o estado de ionização dos protões e a estrutura molecular dos componentes. Esta análise ajuda a quantificar a distribuição dos protões num sistema. Foram utilizados como solventes o dimetilsulfóxido-6 (DMSO-D6) e a água deuterada (D2O) e foi utilizado um Brucker Avance Neo 500Mz NMR para registar os espectros a 298,15 K. Salvo indicação em contrário, os desvios químicos são fornecidos em partes por milhão (ppm) em relação à referência interna, tetrametilsilano.

Massa: Ionização por electro-spray (ESI) e software (Mass Lynx 4.1 SCN 805) para o processo e técnica de recolha de dados utilizados.

5.15 Atracagem

A)   Plataforma para docagem molecular

O software PyRx foi utilizado para efetuar uma pesquisa de acoplamento por computador de todos os fitoconstituintes escolhidos como ligandos, tendo como alvo a ação antidiabética. Morris, G.M., 2009.

B)   Preparação de proteínas

A análise in silico dos fitoconstituintes seleccionados foi realizada com base na estrutura cristalina 2.00 do inibidor antidiabético (PDB ID: 5ZJD, com resolução. Resolução: 2,39, R-Value Free: 0,258, R-Value Work: 0,187, R-Value Observed: 0,190), que foi recuperado do banco de dados de proteínas (https://www.rcsb.org). A 5ZJD é uma lactato desidrogenase que funciona com NADH e MLA. Todas as outras moléculas foram removidas, incluindo moléculas de água co-cristalizadas, cadeias indesejáveis e resíduos não padronizados. Utilização do Discovery Studio (162-163)

C)   Preparação do ligando

As estruturas tridimensionais (3D) de todos os constituintes foram obtidas utilizando o software Avogadro da base de dados NCBI PubChem (https://pubchem.ncbi.nlm.nih.gov/). No entanto, a estrutura geométrica 2D foi desenhada utilizando a aplicação ChemSketch. O software Avogadro foi utilizado para converter as estruturas bidimensionais (2D) em modelos tridimensionais (3D), e as estruturas dos ligandos foram armazenadas no formato PDB. A Figura 1 mostra todas as estruturas químicas.

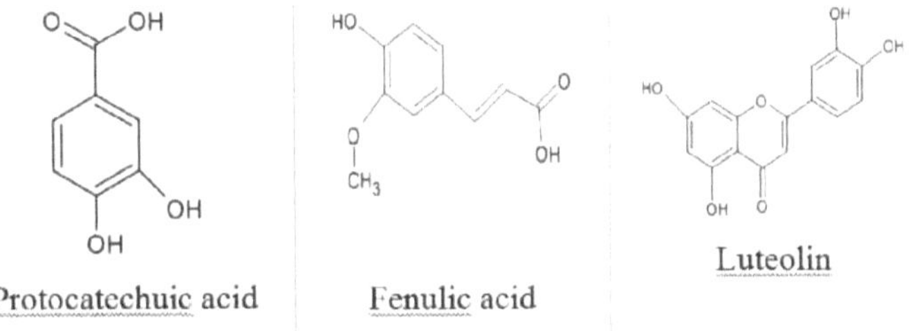

Figura. 5.2. Estruturas químicas de todos os fito constituintes seleccionados nos estudos de acoplamento molecular.

D) **Preparação padrão**

A estrutura 2D do fármaco padrão foi criada utilizando o programa chem sketch e, em seguida, a estrutura 2D foi convertida num modelo 3D utilizando o software Avogadro, que foi guardado no formato PDB. Utilizando o PyRx, foi efectuada a ligação molecular do mesilato de lenvatinib com o 5ZJD.

E) **Docagem molecular**

O docking molecular examina as interacções proteína-ligante e determina a função de pontuação com base na geometria para antecipar a afinidade de ligação da molécula ligante. Utilizámos estudos de docagem molecular e a estrutura cristalina de uma atividade antidiabética. Macromolécula para estudar o padrão de ligação dos fitoconstituintes escolhidos (Figura 1) e o medicamento padrão (PDB ID: 5ZJD). O software PyRx foi utilizado para a investigação de docagem molecular e a ferramenta Vina wizard foi utilizada para investigar a afinidade de ligação. Os dados finais foram analisados e apresentados com o cliente Discovery Studio 2020, utilizando ligandos ligados como padrão. O número de contactos e os resíduos activos responsáveis por uma ligação considerável ao local ativo da enzima alvo reflectem-se na visualização das interacções proteína-ligante. (A.R. Leach 2006, M.L. Verdonk 2003, Biovia DS.2016)

F) **Absorção, distribuição, metabolismo e excreção (ADME) e previsão da toxicidade**

O método de Lipinski foi utilizado para determinar se os fitocomponentes escolhidos eram semelhantes a medicamentos em comparação com o medicamento padrão. Antes de serem consumidos por pessoas e modelos animais, é fundamental prever a aceitação dos fitoquímicos durante o processo de desenvolvimento farmacêutico. Para prever os perfis farmacocinéticos e a toxicidade dos ligandos, foram utilizados o Swiss ADME (http://www.swissadme.ch) e o pkCSM (uma base de dados de servidor online que prevê as propriedades farmacocinéticas de pequenas moléculas utilizando assinaturas baseadas em gráficos, http://biosig.unimelb.edu.au/pkcsm/prediction). Para analisar as características toxicológicas dos ligandos, foram carregadas notações do Simplified Molecular Input Line Entry System (SMILES) ou ficheiros PDB. De seguida, foram escolhidos os modelos necessários para gerar uma grande quantidade de informações sobre os efeitos associados à estrutura. (Verdonk ML *et al.,* 2003, Leach AR *et al.,* 2006, Biovia DS, 2017 e Arora As *et al.,* 2020)

RESUMO

Uma vez que o fígado desempenha uma série de funções metabólicas, talvez devido à presença de um grande número de enzimas, pode auto-expor-se a demasiados hepatotóxicos, produtos químicos e medicamentos que o possam prejudicar. Todos os anos, 18.000 pessoas morrem devido a cirrose hepática relacionada com a hepatite. O comércio médico convencional, em particular a Ayurveda, oferece várias vias para problemas hepáticos e gastrointestinais. No tratamento das doenças do fígado, a medicina moderna limita-se a proporcionar um alívio sintomático com efeitos secundários. Os medicamentos à base de plantas utilizados na medicina indiana, por outro lado, são considerados eficazes e seguros nestes casos. As preparações poli-herbáceas são consideradas tratamentos seguros e eficazes que contêm vários extractos e ingredientes activos de plantas medicinais que proporcionam benefícios aditivos ou sinérgicos. Tendo em conta os factores mencionados, a presente proposta de estudo destina-se a melhorar e a valorizar os cuidados eficazes das doenças hepáticas utilizando ervas indígenas específicas.

Na hepatotoxicidade induzida pelo CCl4, o CCl4 é convertido no retículo endoplasmático e nas mitocôndrias, produzindo $CCl3O^-$, um intermediário radical livre oxidativo altamente reativo produzido pelo citocromo P 450. Este intermediário resulta num aumento dos iões Fe^{2+} reactivos intracelulares, do aldeído e numa diminuição da GSH e do sequestro de cálcio. O $CCl3O^-$ oxidativo também provoca a degeneração do sequestro de Ca^{2+} através de contacto covalente direto. A incapacidade de sequestro resulta no aumento do Ca^{2+} na acumulação intracelular por enzimas catalíticas proteolíticas, bem como na elevação dos iões Fe^{2+} que precipita na citotoxicidade do aldeído através da peroxidação lipídica.

A lesão hepática provocada por uma sobredosagem de paracetamol deve-se à formação de um metabolito hepatotóxico. Em níveis terapêuticos, o paracetamol é metabolizado principalmente em conjugados de glucuronido e sulfato. O resíduo é decomposto num intermediário reativo, que a conjugação do glutatião desintoxica. Em excesso, mais medicamentos são convertidos no metabolito reativo porque as vias de conjugação do sulfato e do glucuronido ficam saturadas. Ao tomar suplementos com substâncias semelhantes ao glutatião, como a acetilcisteína, o metabolito reativo pode ser removido por conjugação e as células hepáticas podem ser protegidas, prevenindo a lesão hepática. Em animais experimentais e em indivíduos humanos alcoólicos, o etanol causa hepatotoxicidade ao aumentar a síntese de lipoperóxidos, dienos conjugados e malondialdeído (MDA), bem como ao diminuir os níveis de antioxidantes como a vitamina E e o glutatião nos tecidos. Boots e colegas (2008) mostraram um aumento dos níveis de -AST, ALP, ALT e bilirrubina, revelando danos hepáticos como factores indicadores primários. O etanol tem uma série de actividades negativas relacionadas com a dose no fígado. A hepatomegalia dos alcoólicos crónicos tem finalmente efeitos no aumento da gordura e das proteínas nos hepatócitos, bem como na diminuição da produção de proteínas pelos hepatócitos. Um elemento-chave na etiologia da lesão causada pelo etanol é o stress oxidativo, que é provocado por uma substância química como a endotoxina, criada por algumas bactérias gram-ve. A rifampicina é um medicamento fundamental utilizado no tratamento da tuberculose; no entanto, o seu uso crónico tem sido associado à hepatotoxicidade. O mecanismo químico da hiperbilirrubinemia conjugada ou não conjugada induzida pela rifampicina é frequente na hepatite crónica induzida pela rifampicina, e a hepatotoxicidade é causada pela sua competição com a bilirrubina no transporte através da célula hepática.

Na presente investigação, os materiais vegetais secos à sombra, em pó grosseiro, escolhidos pelos seus efeitos hepatoprotectores, foram extraídos utilizando vários sistemas de solventes. Após a concentração, para avaliar a qualidade do material vegetal e identificar os tipos de componentes activos presentes, os extractos são submetidos a uma investigação física e fitoquímica preliminar.

A investigação físico-química das folhas e do pó da casca do caule foi efectuada. Neste estudo, foram avaliados os valores de cinzas, cinzas totais, cinzas insolúveis em ácido e cinzas solúveis em água. Os testes de análise mostraram a presença de vários fitoconstituintes como hidratos de carbono, proteínas, glicosídeos, flavonóides, constituintes fenólicos totais, aminoácidos, esteróis, triterpenos e saponinas.

Sabe-se que os fitoconstituintes, como os flavonóides, os terpenóides, os glicosídeos e as saponinas, têm uma atividade hepatoprotectora nos seres vivos. Depois de um exame preliminar, todos os extractos foram processados para determinar a toxicidade aguda e a dose oral efectiva, de acordo com as directrizes da OCDE. Com base no valor extrativo e nos resultados fitoquímicos, seleccionei os extractos de acetona, etanol e aquoso da planta selecionada para o estudo da toxicidade aguda segundo a diretriz n.º 423 da OCDE para a determinação da DL50. 423 para determinação da DL50. De acordo com os resultados, o LD50 foi determinado como sendo 500 mg/kg. O seu ED50 é, por conseguinte, 500 mg/kg.

Foi demonstrada uma ação hepatoprotectora em ratos expostos a CCl4, paracetamol, etanol e INH-RIF. Foram constituídos 36 grupos de seis animais cada, com extractos de AEPN, AQEPN, EEPN (500 mg/kg, p.o) e silimarina (25 mg/kg, p.o) como padrão.

A tiopentona sódica (40 mg/kg, i.p.) produziu sono em todos os grupos experimentais. Quando comparado com o grupo normal de controlo, em que os ratos foram activados com hepatotóxicos, verificou-se uma diminuição significativa do início do sono (segundos) e um aumento da duração do sono (minutos).

Os hepatotóxicos também afectam a função metabólica dos hepatócitos, causando lesões hepáticas. Os barbitúricos são um tipo de xenobiótico processado de forma significativa. Uma vez que a função hepática diminuída provoca um atraso na depuração dos barbitúricos, o efeito hipnótico dura mais tempo. A injeção de tiopentona sódica (40 mg/kg, i.p.) em ratos tratados cronicamente com hepatotóxicos tem como efeito um período prolongado de sono com tiopentona no estudo atual.

O pré-tratamento com extractos de AEAC, AQEAC, EESV, AQESV, AENA e AQENA (500 mg/kg, po) e silimarina (25 mg/kg) acelera significativamente o início do sono enquanto diminui a duração do tempo de sono, indicando um efeito hepatoprotector indireto.

Quando o fígado é tóxico, o seu peso e volume aumentam. Neste cenário, a água é retida no citoplasma dos hepatócitos, provocando a expansão das células hepáticas e um aumento da massa e do volume total do fígado. De acordo com os relatórios, a massa e o volume do fígado são critérios cruciais para determinar o impacto hepatoprotector de um medicamento. Em animais experimentais, os hepatotóxicos provocam um aumento do fígado, tal como constatado pelo aumento do peso do fígado.

Os grupos tratados com AEAC, AQEAC, EESV, AQESV, AENA, AQENA (500 mg/kg, p.o) e silimarina (25 mg/kg, p.o) mostraram uma manutenção significativa do peso do fígado com um volume mais próximo do normal.

Os fígados isolados de ratinhos activados por hepatotoxicidade mostraram uma elevação do peso e do volume do fígado. De facto, os animais tratados com diferentes extractos apresentam valores mais baixos dos parâmetros físicos acima referidos, indicando hepatoprotecção.

A hepatotoxina é transformada em radicais no fígado por ação de enzimas catalíticas, que atacam os ácidos gordos insaturados das membranas em oxigénio para produzir peróxidos lipídicos. O estado funcional das mitocôndrias hepáticas fica comprometido, resultando em lesão hepática.

As enzimas celulares encontradas nas células hepáticas, tais como AST, ALT e ALP, passam para o soro durante a lesão hepática, resultando em quantidades elevadas. Todas estas enzimas sanguíneas foram consideravelmente elevadas após 25 dias de tratamento com etanol.

Lesões no fígado que resultam em necrose hepática aguda, como hepatite viral e colestase aguda, podem elevar os níveis séricos de SGPT. Os aumentos ligeiros a graves das transaminases podem também estar relacionados com cirrose e lesões hepáticas induzidas pelo álcool.

A SGOT, uma enzima mitocondrial, é segregada pelos rins, fígado, coração e músculos esqueléticos. A toxicidade hepática aumenta os níveis de SGOT no soro em resultado de danos nos tecidos que conduzem a necrose aguda, incluindo a provocada por hepatite viral grave e colestase aguda. Um aumento pequeno a moderado das transaminases foi também associado a cirrose e a lesões hepáticas induzidas pelo álcool.

Observam-se níveis elevados de fosfatase alcalina no fígado tóxico, o que é causado por uma redução da depuração hepática e por um aumento da produção das células parenquimatosas ou dos ductos.

O pré-tratamento com AEPN, AQEPN, EEPN (500 mg/kg, p.o.) e silimarina (25 mg/kg, p.o.) reduziu a hepatotoxicidade através da redução das enzimas marcadoras séricas.

Os níveis de bilirrubina são um efeito tóxico para o fígado. A hiperbilirrubinemia pode ocorrer quando a absorção hepática da bilirrubina não conjugada é dificultada. Isto pode acontecer em caso de alteração generalizada das células hepáticas. A hiperbilirrubinemia não conjugada moderada pode ser causada por medicamentos como a trifampicina e a probenecida, que, por conseguinte, aumentam a produção total de bilirrubina pelas células do fígado.

As perturbações dos hepatócitos, as obstruções à excreção biliar no intestino delgado, a lise das células sanguíneas e as deficiências na absorção hepática e na conjugação do pigmento bilirrubina, como a doença de Gilbert, provocam um aumento dos níveis de bilirrubina. Devido aos danos nos tecidos provocados pela toxicidade hepática, o nível sérico de proteínas totais diminui.

Os níveis de bilirrubina total aumentaram significativamente nos grupos hepatotóxicos, enquanto os níveis de proteína total diminuíram significativamente. O pré-tratamento com AEPN, AQEPN, EEPN (500 mg/kg, p.o.) e silimarina (25 mg/kg, p.o.) gerou uma diminuição substancial da bilirrubina total, enquanto aumentou a proteína total absoluta. As enzimas marcadoras séricas, -SGPT, SGOT, ALP e bilirrubina totalII revelaram aumentos e diminuições significativos nos níveis de proteína. Na prática clínica, o mesmo é observado nas doenças hepáticas, que têm significado diagnóstico na avaliação da função hepática.

Os extractos reduziram drasticamente os níveis elevados das enzimas marcadoras séricas relevantes, aumentando simultaneamente os níveis de proteínas. Como resultado, infere-se que os extractos têm um efeito hepatoprotector. Os dados histopatológicos apoiam esta investigação, demonstrando uma forte atividade do AEPN, AQEPN, EEPN e silimarina. A anatomia celular do fígado será severamente perturbada em animais tratados com hepatotóxicos. O mesmo é observado em pessoas que têm doenças hepáticas significativas. No entanto, nos grupos tratados com AEPN, AQEPN, EEPN (500 mg/kg, p.o.) e silimarina (25 mg/kg, p.o.), o dano hepático foi limitado e a citoarquitectura do fígado foi preservada. Além disso, a regeneração dos hepatócitos também foi registada, indicando uma atividade protetora do fígado.

CONCLUSÃO

No presente trabalho, os componentes da planta *Phyllanthus niruri* seleccionados para as actividades hepatoprotectoras, secos à sombra e em pó grosseiro, foram extraídos com diferentes sistemas de solventes e, em estudos posteriores, os diferentes extractos de solventes foram susceptíveis de cromatografia por método de coluna para a separação dos constituintes fitoquímicos.

Os compostos isolados foram purificados e caracterizados utilizando diferentes instrumentos sofisticados.

Na presente investigação, os extractos reduziram drasticamente os níveis elevados das enzimas marcadoras séricas acima mencionadas, aumentando simultaneamente os níveis de proteínas.

Por conseguinte, deduz-se que os extractos têm um efeito hepatoprotector.

ÂMBITO DO ESTUDO FUTURO

➢ O estudo pode ser sustentado para criar ou formular várias formas de dosagem a partir de moléculas activas que são consideradas como tendo uma ação de melhoria da memória.

➢ Com base nesta investigação e experimentação, podemos recomendar a utilização tradicional destas ervas sob a forma de bebidas à base de plantas que ajudam a evitar doenças do fígado.

➢ Estas ervas, juntamente com os extractos, podem ser adicionadas sob a forma de nutracêuticos para serem facilmente utilizadas.

➢ Os extractos de ervas mostraram a sua potência na mesma dose, por isso, ao fazer a combinação de outras ervas, a sua potência pode ser melhorada, o que pode mostrar melhores efeitos sinérgicos. Isto reduzirá a frequência e a dose de administração.

➢ A experimentação efectuada nesta investigação e a observação dos dados relativos aos animais permitem-nos recomendar vivamente que a experimentação seja realizada em ensaios clínicos. O estudo in silico ajuda a desenvolver o novo fármaco que ajuda na terapia do fígado.

REFERÊNCIAS

1. Abboud, G., & Kaplowitz, N. (2007). Drug-induced liver injury. Drug Safety, 30(4), 277-294. https://doi.org/10.2165/00002018-200730040-00001, PubMed: 17408305

2. Abubakar, A. R., & Haque, M. (2020). Preparação de plantas medicinais: Procedimentos básicos de extração e fracionamento para fins experimentais. Journal of Pharmacy and Bioallied Sciences, 12(1), 1-10. https://doi.org/10.4103/jpbs.JPBS 175 19

3. Achliya, G. S., Kotangale, N. R., Wadodkar, S. G., & Dorle, A. K. (2003). Atividade hepatoprotetora de panchagavyaghrita contra CCl4.

4. Adeneye, A. A., & Benebo, A. S. (2008, 23 de julho). Efeito protetor do extrato aquoso de folhas e sementes de *Phyllanthus amarus* em ratos nefrotóxicos induzidos por gentamicina e acetaminofeno. Journal of Ethnopharmacology, 118(2), 318-323.

https://doi.org/10.1016/j.jep.2008.04.025 . Epub 7 de maio de 2008 . PubMed: 18554830

5. Adinolfi, L. E., Nevola, R., Lus, G., Restivo, L., Guerrera, B., Romano, C., Zampino, R., Rinaldi, L., Sellitto, A., Giordano, M., & Marrone, A. (2015). Infeção crônica pelo vírus da hepatite C e distúrbios neurológicos e psiquiátricos: Uma visão geral. World Journal of Gastroenterology, 21(8), 2269-2280. https://doi.org/10.3748/wjg.v21.i8.2269

6. Adjene, J. O., & Nwose, E. U. (2010, abril). Efeitos histológicos da administração crónica de *Phyllanthus amarus* no rim de ratos Wistar adultos. North American Journal of Medical Sciences, 2(4), 193-195. https://doi.org/10.4297/najms.2010.2193 , PubMed: 22624139 , PubMed Central: PMC3354409

7. Afungchwi, G. M., Hesseling, P. B., & Ladas, E. J. (2017, 11 de abril). O papel dos curandeiros tradicionais no diagnóstico e tratamento do linfoma de Burkitt nos Camarões: Compreender os desafios e avançar. BMC Complementary and Alternative Medicine, 17(1), 209. https://doi.org/10.1186/s12906-017-1719-y

8. Ahmed, H. M. (2016, 28 de janeiro). Estudo etnofarmacobotânico sobre as plantas medicinais utilizadas pelos herbalistas na província de Sulaymaniyah, Curdistão, Iraque. Journal of Ethnobiology and Ethnomedicine, 12, 8. https ://doi.org/10.118 6/s 13002-016-0081 - 3,PubMed: 26821541, PubMed Central: PMC4730727

9. Al Zarzour, R. H., Ahmad, M., et.al., (2017, 18 de julho). O extrato padronizado de *Phyllanthus niruri* alivia a progressão da doença hepática gordurosa não alcoólica e diminui

10. risco aterosclerótico em ratos Sprague-Dawley. Nutrientes, 9(7), 766.

https://doi.org/10.3390/nu9070766, PubMed: 28718838, PubMed Central: PMC5537880

11. Ali, S. S., Ahsan, H., Zia, M. K., Siddiqui, T., & Khan, F. H. (2020, março). Compreendendo oxidantes e antioxidantes: Equipa clássica com novos jogadores. Journal of Food Biochemistry, 44(3), e13145. https://doi.org/10.1111/jfbc.13145. Epub 20 de janeiro de 2020. PubMed: 31960481

12. Altemimi, A., Lakhssassi, N., Baharlouei, A., Watson, D. G., & Lightfoot, D. A. (2017). Fitoquímicos: Extração, isolamento e identificação de compostos bioactivos de extractos de plantas. Plantas, 6(4), 42.

https://doi.org/10.3390/plants6040042

13. Alves-Bezerra, M., & Cohen, D. E. (2017). Metabolismo de triglicerídeos no fígado. Comprehensive Physiology, 8(1), 1-8. https://doi.org/10.1002/cphy.c170012

14. Ananthakrishnan, A., Gogineni, V., & Saeian, K. (2006). Epidemiologia dos cancros primários e secundários do fígado. Seminários em Radiologia Intervencionista, 23(1), 4763. https://doi.org/10.1055/s-2006-939841

15. Arora, S., Lohiya, G., Moharir, K., Shah, S., & Yende, S. (2020). Identificação de potenciais inibidores de flavonóides da protease principal 6YNQ do SARS-CoV-2: Um estudo de ancoragem molecular. Digital Chinese Medicine, 3(4), 239-248.

https://doi.org/10.1016/j.dcmed.2020.12.003

16. Arumugam, B., Subramaniam, A., & Alagaraj, P. (2020). Uma revisão sobre o impacto das plantas medicinais no tratamento de doenças orais e dentárias. Agentes Cardiovasculares e Hematológicos em Química Medicinal, 18(2), 79-93.

https://doi.org/10.2174/1871525718666200219140729, PubMed: 32072908

17. Asrani, S. K., Devarbhavi, H., Eaton, J., & Kamath, P. S. (2019, janeiro). Carga de doenças hepáticas no mundo. Journal of Hepatology, 70(1), 151-171. https://doi.org/10.1016/j.jhep.2018.09.014. Epub 26 de setembro de 2018. PubMed: 30266282

18. Atanasov, A. G., Waltenberger, B., et.al., (2015). Descoberta e reabastecimento de produtos naturais derivados de plantas farmacologicamente ativos: A review. Biotechnology Advances, 33(8), 1582-1614. https://doi.org/10.1016/j.biotechadv.2015.08.001

19. Awomukwu, D. A., Nyananyo, B. L., Uka, C. J., Spies, P., & Sizani, B. L. (2015). Código de barras de ADN, identificação e validação do género Phyllanthus na Nigéria utilizando marcadores genéticos plastidiais rbcL e matK. Global Journal of Science Frontier Research, 15(1).

20. Barrett, L. A., Payrovnaziri, S. N., Bian, J., & He, Z. (2019). Construção de modelos computacionais para prever a mortalidade em um ano em pacientes de UTI com infarto agudo do miocárdio e síndrome pós-infarto do miocárdio. Cimeiras conjuntas da AMIA sobre ciência translacional, 2019, 407-416.

21. Bashir, M. K., Ismail, S., Ma, H. Q., Abdullah, N. H., & Hussin, A. H. (2015). O efeito in vitro e ex vivo do extrato de metanol de *Phyllanthus niruri* na atividade hepática da glutationa S-transferase em ratos Sprague Dawley diabéticos induzidos por STZ. Jornal Asiático de Investigação Farmacêutica e Clínica, 8(5), 156-159.

22. Bataller, R., & Brenner, D. A. (2005). Liver fibrosis. Journal of Clinical Investigation, 115(2), 209-218. https://doi.org/10.1172/JCI24282 [a correção publicada aparece em Journal of Clinical Investigation. 2005, abril, 115(4), 1100].

23. Bhalerao, A., & Mannu, G. S. (2015). Manejo do prurido na doença hepática crônica. Pesquisa e Prática em Dermatologia, 2015, 295891.

https://doi.org/10.1155/2015/295891

24. Bhattacharjee, R., & Sil, P. C. (2006). A proteína isolada da erva *Phyllanthus niruri* protege o fígado da toxicidade induzida pelo acetaminofeno. Biomedical Research, 17(1), 75-79.

25. Bhattacharjee, R., & Sil, P. C. (2007). O isolado proteico da erva, *Phyllanthus niruri* L. (Euphorbiaceae), desempenha um papel hepatoprotector contra as lesões hepáticas induzidas pelo tetracloreto de carbono através das suas propriedades antioxidantes. Food and Chemical Toxicology, 45(5), 817-826. https://doi.org/10.1016/j.fct.2006.10.029

26. Bibi, S., Sultana, J., Sultana, H., & Malik, R. N. (2014, 8 de agosto). Usos etnobotânicos de plantas medicinais nas terras altas do Vale de Soan, Salt Range, Paquistão. Journal of Ethnopharmacology, 155(1), 352-361.

https://doi.org/10.1016Zj.jep.2014.05.031. Epub 29 de maio de 2014. PubMed: 24882732

27. Biovia, D. S. Ambiente de modelação Discovery Studio Versão 2017. Dassault Systemes. (2016).

28. Blois, M. S. (1958). Determinações de antioxidantes através da utilização de um radical livre estável. Nature, 181(4617), 1199-1200. https://doi.org/10.1038/1811199a0

29. Bommu, P., Nanjan, C. M., Joghee, N. M., Nataraj, S. M., & Bhojraj, S. (2008, abril). *Phyllanthus maderaspatensis*, um suplemento dietético para a melhoria da toxicidade induzida pela adriamicina e do stress oxidativo em ratos. Journal of Natural Medicines, 62(2), 149-154. https://doi.org/10.1007/s11418-007-0204-1. Epub 24 de outubro de 2007. PubMed: 18404314

30. Boregowda, U., Umapathy, C., Halim, N., Desai, M., Nanjappa, A., Arekapudi, S., Theethira, T., Wong, H., Roytman, M., & Saligram, S. (2019). Atualização sobre o manejo de varizes gastrointestinais. World Journal of Gastrointestinal Pharmacology and Therapeutics, 10(1), 1-21. https://doi.Org/10.4292/wjgpt.v10.i1.1

31. Buettner, G. R. (2011). Superóxido dismutase na biologia redox: The roles of superoxide and hydrogen peroxide. Anti-Cancer Agents in Medicinal Chemistry, 11(4), 341-346. https://doi.org/10.2174/187152011795677544

32. Buettner, G. R., Ng, C. F., Wang, M., Rodgers, V. G. J., & Schafer, F. Q. (2006, 15 de outubro). Um novo paradigma: A superóxido dismutase de manganês influencia a produção de H2O2 nas células e, por conseguinte, o seu estado biológico. Free Radical Biology and Medicine, 41(8), 1338-1350. https://doi.org/10.1016/j.freeradbiomed.2006.07.015. Epub July 21, 2006.PubMed: 17015180, PubMed Central: PMC2443724

33. Burkill, I. H. et.al (1966). A dictionary of the economic products of the Malay Peninsula (Dicionário dos produtos económicos da Península Malaia). Kuala Lumpur, Malásia: Publicado em nome dos governos da Malásia e de Singapura pelo Ministério da Agricultura e das Cooperativas.

34. Calixto, J. B., Santos, A. R., Cechinel Filho, V., & Yunes, R. A. (1998). Uma revisão das plantas do género Phyllanthus: Sua química, farmacologia e potencial terapêutico. Medicinal Research Reviews, 18(4), 225-258.

https://doi.org/10.1002/(sici)1098-1128(199807)18:4<225::aid-med2>3.0.co;2-x

35. Carpenter, W. T., & Koenig, J. I. (2008, agosto). A evolução do desenvolvimento de medicamentos na esquizofrenia: Past issues and future opportunities. Neuropsychopharmacology, 33(9), 2061-2079. https://doi.org/10.1038/sj.npp.1301639 . Epub 28 de novembro de 2007 . PubMed: 18046305 , PubMed Central: PMC2575138

36. Cavanaugh, J., Niewoehner, C. B., & Nuttall, F. Q. (1990, março). Gynecomastia and cirrhosis of the liver. Archives of Internal Medicine, 150(3), 563-565. https://doi.org/10.1001/archinte.1990.00390150061012, PubMed: 2310274

37. Chopra, R. N. et.al (1986). Glossário de plantas medicinais indianas. Ranchi: CatholicPress.

38. Cuzzocrea, S., Riley, D. P., Caputi, A. P., & Salvemini, D. (2001). Terapia antioxidante: A new pharmacological approaches in shock, inflammation, and ischemia! reperfusion injury. Pharmacological Reviews, 53(1), 135-159.

39. Daneman, R., & Prat, A. (2015). A barreira hematoencefálica. Cold Spring Harbor Perspectives in Biology, 7(1), a020412.

https://doi.org/10.1101/cshperspect.a020412

40. Datta, P., Mohi, G. K., & Chander, J. (2018). Gestão de resíduos biomédicos na Índia: Critical appraisal. Journal of Laboratory Physicians, 10(1), 6-14. https://doi.org/10.4103/JLP.JLP 89 17

41. Desai, A. G., Qazi, G. N., Ganju, R. K., El-Tamer, M., Singh, J., Saxena, A. K., Bedi, Y. S., Taneja, S. C., & Bhat, H. K. (2008). Medicinal plants and cancer chemoprevention. Current Drug Metabolism, 9(7), 581-591.

https://doi.org/10.2174/138920008785821657

42. Devasagayam, T. P., Tilak, J. C., Boloor, K. K., Sane, K. S., Ghaskadbi, S. S., & Lele, R. D. (2004, outubro). Radicais livres e antioxidantes na saúde humana: Current status and future prospects. Jornal da Associação de Médicos da Índia, 52, 794804. PubMed: 15909857

43. Dhar, M. L., Dhar, M. M., Dhawan, B. N., Mehrotra, B. N., & Ray, C. (1968). Screening of Indian plants for biological activity: I. Indian Journal of Experimental Biology, 6(4), 232-247.

44. Dhiman, R. K., & Chawla, Y. K. (2005, outubro). Herbal medicines for liver diseases. Digestive Diseases and Sciences, 50(10), 1807-1812.

https://doi.org/10.1007/s10620-005-2942-9, PubMed: 16187178

45. Dhir, H., Roy, A. K., Sharma, A., & Talukder, G. (1990). Proteção oferecida pelo extrato aquoso de espécies de Phyllanthus contra a citotoxicidade induzida por sais de chumbo e alumínio. Phytotherapy Research, 4(5), 172-176.

https://doi.org/10.1002/ptr.2650040503

46. Dias, D. A., Urban, S., & Roessner, U. (2012). Uma visão histórica dos produtos naturais na descoberta de medicamentos. Metabolites, 2(2), 303-336.

https://doi.org/10.3390/metabo2020303

47. Dnyaneshwar, W., Preeti, C., Kalpana, J., & Bhushan, P. (2006). Desenvolvimento e aplicação do marcador RAPD-SCAR para identificação de *Phyllanthus emblica Linn.* Boletim Biológico e Farmacêutico, 29(11), 2313-2316.

https://doi.org/10.1248/bpb.29.2313

48. Edenberg, H. J., & Foroud, T. (2013). Genética e alcoolismo. Revisões da natureza. Gastroenterologia e Hepatologia, 10 (8), 487-494.

https://doi.org/10.1038/nrgastro.2013.86

49. Eipel, C., Abshagen, K., & Vollmar, B. (2010). Regulação do fluxo sanguíneo hepático: The hepatic arterial buffer response revisited. World Journal of Gastroenterology, 16(48), 6046-6057. https://doi.org/10.3748/wjg.v16.i48.6046

50. Ekor, M. (2014). A crescente utilização de medicamentos à base de plantas: Questões relacionadas com reacções adversas e desafios na monitorização da segurança. Frontiers in Pharmacology, 4, 177. https://doi.org/10.3389/fphar.2013.00177

51. Ekor, M. (2014). A crescente utilização de medicamentos à base de plantas: Questões relacionadas com reacções adversas e desafios na monitorização da segurança. Frontiers in Pharmacology, 4, 177. https://doi.org/10.3389/fphar.2013. 00177

52. Eweka, A. O., Eweka, A., & Om'iniabohs, F. A. (2010, março). Estudos histológicos dos efeitos do glutamato monossódico nas trompas de Falópio de ratos Wistar fêmeas adultas. North American Journal of Medical Sciences, 2(3), 146-149. https://doi.org/10.4297/najms.2010.3146 , PubMed: 22624130, PubMed Central: PMC3354428

53. Eweka, A., & Enogieru, A. (2011). Efeitos da administração oral do extrato de folha de *Phyllanthus* amarus nos rins de ratos Wistar adultos: Um estudo histológico. African Journal of Traditional, Complementary, and Alternative Medicines, 8(3), 307-311. https://doi.org/10.4314/ajtcam.v8i3.65294

54. Eweka, A., & Om'iniabohs, F. (2011, janeiro). Estudos histológicos dos efeitos do glutamato monossódico nos ovários de ratos Wistar adultos. Anais da Pesquisa em Ciências Médicas e da Saúde, 1 (1), 37-43. PubMed: 23209953, PubMed Central: PMC3507099

55. Ezeonwu, V. U. (2011). Atividade antifertilidade do extrato aquoso de *Phyllanthus niruri* em ratos albinos machos. Jornal Internacional de Medicina Laboratorial, 3(9).

56. Fokunang, C. N., et..al., (2011). Medicina tradicional: Perspectivas passadas, presentes e futuras de investigação e desenvolvimento e integração no Sistema Nacional de Saúde dos Camarões. African Journal of Traditional, Complementary, and Alternative Medicines, 8(3), 284-295. https://doi.org/10.4314/ajtcam.v8i3.65276

57. Franco, E., Meleleo, C., Serino, L., Sorbara, D., & Zaratti, L. (2012). Hepatite A: Epidemiologia e prevenção nos países em desenvolvimento. World Journal of Hepatology, 4(3), 68-73. https://doi.org/10.4254/wjh.v4.i3.68

58. Freitas, A. M., Schor, N., & Boim, M. A. (2002). O efeito do *Phyllanthus niruri* sobre os inibidores urinários da cristalização do oxalato de cálcio e outros factores associados à formação de cálculos renais. BJU International, (Jun), 89(9), 829-834.

https://doi.org/10.1046/j.1464-410x.2002.02794.x

59. Fridlender, M., Kapulnik, Y., & Koltai, H. (2015). Substâncias derivadas de plantas com atividade anticancerígena: Do folclore à prática. Frontiers in Plant Science, 6, 799. https://doi.org/10.3389/fpls.2015.00799

60. Fridlender, M., Kapulnik, Y., & Koltai, H. (2015, 1 de outubro). Substâncias derivadas de plantas com atividade anticancerígena: Do folclore à prática. Fronteiras em Ciência das Plantas, 6, 799. https://doi.org/10.3389/fpls.2015.00799 , PubMed: 26483815, PubMed Central: PMC4589652

61. Galabuzi, C., Agea, J. G., Fungo, B. L., & Kamoga, R. M. (2009, 15 de outubro). A medicina tradicional como uma forma alternativa de sistema de cuidados de saúde: Um estudo de caso preliminar do sub-condado de Nangabo, no centro do Uganda. Revista Africana de Medicinas Tradicionais, Complementares e Alternativas, 7(1), 11-16.

https://doi.org/10.4314/ajtcam.v7i1.57224,

62. Ganceviciene, R., Liakou, A. I., Theodoridis, A., Makrantonaki, E., & Zouboulis, C. C. (2012). Estratégias anti-envelhecimento da pele. Dermato-Endocrinology, 4(3), 308-319. https://doi.org/10.4161/derm.22804

63. Gandhidasan, R., & Thamaraichelvan, A. (1991). Baburaj Antiinflamattory action of Lanea coromondelica by HRBC membarane stabilisation. Fitotherapia, 62, 82-83.

64. Gezici, S., & Şekeroglu, N. (2019). Perspectivas atuais na aplicação de plantas medicinais contra o câncer: Novos agentes terapêuticos. Agentes anticancerígenos em química medicinal, 19(1), 101-111.

https://doi.org/10.2174/1871520619666181224121004 , PubMed: 30582485

65. Gian-Cutrone, J. (1996). Niruside, um novo inibidor da ligação REV/RRE do VIH de *Phyllanthus niruri*. Journal of Natural Products, 59(2), 196-199.

66. Giannini, E. G., Testa, R., & Savarino, V. (2005). Alterações das enzimas hepáticas: A guide for clinicians. CMAJ, 172(3), 367-379.

https://doi.org/10.1503/cmaj.1040752

67. Gowda, S., Desai, P. B., Hull, V. V., Math, A. A., Vernekar, S. N., & Kulkarni, S.

S. (2009). Uma revisão dos testes laboratoriais da função hepática. Revista Médica Pan-Africana, 3, 17.

68. Han, P., Sun, D., & Yang, J. (2016). Interação entre periodontite e doenças hepáticas. Biomedical Reports, 5(3), 267-276. https://doi .org/10.3892/br.2016.718

69. Harish, R., & Shivanandappa, T. (2006). Atividade antioxidante e

potencial hepatoprotector do *Phyllanthus niruri*. Food Chemistry, 95(2), 180-185. https://doi. org/ 10.1016/j .foodchem.2004.11.049

70. Hernaez, R., Sola, E., Moreau, R., & Gines, P. (2017, março). Insuficiência hepática aguda sobre crónica: Uma atualização. Gut, 66(3), 541-553. https://doi.org/10.1136/gutjnl-2016-312670 . Epub 4 de janeiro de 2017. PubMed: 28053053, PubMed Central: PMC5534763

71. Jakus, V. (2000). The role of free radicals, oxidative stress antioxidant systems in diabetic vascular disease. Bratislavske Lekarske Listy, 101(10), 541-551.

72. Kamar, N., Dalton, H. R., Abravanel, F., & Izopet, J. (2014). Infeção pelo vírus da hepatite E. Clinical Microbiology Reviews, 27(1), 116-138.

https://doi.org/10.1128/CMR.00057-13

73. Kamath, P. S., Kim, W. R., & Grupo de Estudo de Doenças Hepáticas Avançadas. (2007, março). O modelo para doença hepática em fase terminal (MELD). Hepatology, 45(3), 797-805. https://doi.org/10.1002/hep.21563 , PubMed: 17326206

74. Kapur, V., Pillai, K. K., Hussain, S. Z., & Balani, D. K. (1994). Hepatoprotective activity of jigrine on liver damage caused by alcohol, carbon tetrachloride and paracetamol in rats. Indian Journal of Pharmacology, 26, 35-40.

75. Khan, H., Ahmad, W., Hussain, I., Imran, M., Afridi, M. S., & Ullah, S. (2020). Composição fitoquímica, atividades antioxidantes e antimicrobianas das folhas da variedade selvagem de Olea europaea. Journal of Food Measurement and Characterization, 14(2), 640648. https://doi.org/10.1007/s11694-019-00310-5

76. Khare, P., Mishra, V. K., Arun, K., Bais, N., & Singh, R. (2014). Estudo sobre a atividade anti-litíase in vitro de *Phyllanthus niruri* linn. folhas por precipitação homogénea e método turbiditório. Revista Internacional de Farmácia e Ciências Farmacêuticas, 6(4), 124-127.

77. Khaw, K. Y., Parat, M. O., Shaw, P. N., & Falconer, J. R. (2017). Tecnologias de fluido supercrítico solvente para extrair compostos bioativos de fontes naturais: Uma revisão. Molecules, 22(7), 1186. https://doi.org/10.3390/molecules22071186

78. Kirtikar, K. R., & Basu, B. D. (1935). Indian medicinal plants, 3, 2225.

79. Kmiec, Z. (2001). Cooperação das células do fígado na saúde e na doença. Advances in Anatomy, Embryology, and Cell Biology, 161, III-XIII, 1-151. https://doi.org/10.1007/978-3-642-56553-3 , PubMed: 11729749

80. Konigshofer, P., Brusilovskaya, K., Schwabl, P., & Reiberger, T. (2019, 1 de maio). Modelos animais de hipertensão portal. Biochimica et Biophysica Ata. Bases Moleculares da Doença, 1865(5), 1019-1030.

https://doi.org/10.1016/j.bbadis.2018.07.018. Epub 25 de julho de 2018. PubMed: 30055295

81. Kukurba, K. R., & Montgomery, S. B. (2015). Sequenciamento e análise de RNA. Protocolos de Cold Spring Harbor, 2015(11), 951-969.

https://doi.org/10.1101/pdb.top084970

82. Kumaran, A., & Karunakaran, J. R. (2007). Actividades antioxidantes in-vitro de extractos metanólicos de cinco espécies de Phyllathus da Índia. LWT - Ciência e Tecnologia Alimentar, 40(2), 344-352.

83. Kurutas, E. B. (2016). A importância dos antioxidantes que desempenham o papel na resposta celular contra o stress oxidativo/nitrosativo: Estado atual. Nutrition Journal, 15(1), 71. https://doi.org/10.1186/s12937-016-0186-5

84. Lavanchy, D. (2004, março). Hepatitis B virus epidemiology, disease burden, treatment, and current and emerging prevention and control measures. Journal of Viral Hepatitis, 11(2), 97-107. https://doi.org/10.1046/j.1365-2893.2003.00487.x, PubMed: 14996343

85. Leach, A. R., Shoichet, B. K., & Peishoff, C. E. (2006). Previsão de interacções proteína-ligante. Docking and scoring: Successes and gaps. Journal of Medicinal Chemistry, 49(20), 5851-5855. https://doi.org/10.1021/jm060999m

86. Li, H. B., Jiang, Y., Wong, C. C., Cheng, K. W., & Chen, F. (2007). Avaliação de dois métodos para a extração de antioxidantes de plantas medicinais. Analytical and Bioanalytical Chemistry, 388(2), 483-488. https://doi.org/10.1007/s00216-007-1235- x

87. Lin, M. K., Lee, M. S., Huang, H. C., Cheng, T. J., Cheng, Y. D., & Wu, C. R. (2018). Cuscuta chinensis e C. campestris atenuam o déficit de memória induzido por escopolamina e danos oxidativos em camundongos. Moléculas, 23(12), 3060.

https://doi.org/10.3390/molecules23123060

88. Liu, Y., Yang, Z., Desyaterik, Y., Gassman, P. L., Wang, H., & Laskin, A. (2008). Hygroscopic behavior of substrate-deposited particles studied by micro-FT-IR spectroscopy and complementary methods of particle analysis (Comportamento higroscópico de partículas depositadas em substrato estudadas por espetroscopia micro-FT-IR e métodos complementares de análise de partículas). Analytical Chemistry, 80(3), 633-642. https://doi.org/10.1021/ac701638r

89. Ilzuka, Torn. Moriyama, Hiroyoshi. Nagai, Masahiro. (2006). Efeitos Vasorelaxantes do Brevifolincarboxilato de Metilo das Folhas de *Phyllanthus niruri*. Biol.pharm.bull 29, 1, 177-179.

90. Lobo, V., Patil, A., Phatak, A., & Chandra, N. (2010). Radicais livres, antioxidantes e alimentos funcionais: Impacto na saúde humana. Pharmacognosy Reviews, 4(8), 118126. https://doi.org/10.4103/0973-7847.70902

91. Lobo, V., Patil, A., Phatak, A., & Chandra, N. (2010). Radicais livres, antioxidantes e alimentos funcionais: Impacto na saúde humana. Pharmacognosy Reviews, 4(8), 118126. https://doi.org/10.4103/0973-7847.70902

92. Lodato, F., Mazzella, G., Festi, D., Azzaroli, F., Colecchia, A., & Roda, E. (2006, 7 de dezembro). Prevenção do carcinoma hepatocelular: A worldwide emergence between the opulence of developed countries and the economic constraints of developing nations. World Journal of Gastroenterology, 12(45), 7239-7249.

https://doi.org/10.3748/wjg.v12.i45.7239, PubMed: 17143937, PubMed Central: PMC4087479

93. Lowry, A. H., Rosenbrough, N. J., Farr, A. L., & Randall, R. J. (1951). Medição de proteínas com o reagente de folina. Journal of Biological Chemistry, 193, 265-275.

94. Madani, H., Farrant, J., Chhaya, N., Anwar, I., Marmery, H., Platts, A., & Holloway, B. (2015). Malformações vasculares de membros periféricos: Uma atualização das opções adequadas de imagiologia e tratamento de uma condição desafiante. British Journal of Radiology, 88(1047), 20140406. https://doi.org/10.1259/bjr.20140406

95. Mahato, N., Sinha, M., Sharma, K., Koteswararao, R., & Cho, M. H. (2019). Técnicas modernas de extração e purificação para a obtenção de compostos bioativos de grau alimentício de alta pureza e co-produtos de valor agregado a partir de resíduos cítricos. Foods, 8(11), 523. https://doi.org/10.3390/foods8110523

96. Marshan Robert, H., Usha, D., Amalanathan, M., Racil Jeya Geetha, R., & M. (2021). Sony Michael Mary, espetro vibracional, teoria do funcional da densidade e análise de ancoragem molecular em 4-nitrobenzohidrazida. Jornal de Estrutura Molecular, Volume 1223, 128948.

97. McClatchey, W. C., Mahady, G. B., Bennett, B. C., Shiels, L., & Savo, V. (2009). A etnobotânica como ferramenta de investigação farmacológica e desenvolvimentos recentes em produtos naturais activos para o SNC provenientes de fontes etnobotânicas. Pharmacology and Therapeutics, 123(2), 239-254. https://doi.org/10.1016/j.pharmthera.2009.04.002

98. Mjelle, A. B., & Reigstad, H. M. (2020, 20 de agosto). Pele amarela sem iterícia. Tidsskrift for den Norske Laegeforening: Tidsskrift for Praktisk Medicin, Ny Raekke, 140(12). Inglês, Norueguês. https://doi.org/10.4045/tidsskr.19.0667, PubMed: 32900173

99. Morris, G. M., Huey, R., Lindstrom, W., Sanner, M. F., Belew, R. K., Goodsell, D. S., & Olson, A. J. (2009). AutoDock4 e AutoDockTools4: Acoplamento automatizado com flexibilidade selectiva do recetor. Journal of Computational Chemistry, 30(16), 2785-2791.

100. https://doi.org/10.1002/jcc.21256

101. Mukherjee, P. K., Rai, S., Kumar, V., Mukherjee, K., Hylands, P., & Hider, R. (2007, maio). Plantas de origem indiana na descoberta de medicamentos. Expert Opinion on Drug Discovery, 2(5), 633-657. https://doi.Org/10.1517/17460441.2.5.633 , PubMed: 23488955

102. Murugaiyah, V., & Chan, K. L. (2007). Análise de lignanas de *Phyllanthus niruri* L. no plasma usando um método simples de HPLC com deteção de fluorescência e sua aplicação em um estudo farmacocinético. Journal of Chromatography. B, Analytical Technologies in the Biomedical and Life Sciences, 852(1-2), 138-144.

https://doi.org/10.1016/j.jchromb.2007.01.014

103. Nadkarmi, N. K. (1993). India materia medica. Popular Press Prakashan Private Ltd.

104. Nishiura, J. L., Campos, A. H., Boim, M. A., Heilberg, I. P., & Schor, N. (2004). *O Phyllanthus niruri* normaliza os níveis elevados de cálcio urinário em pacientes com formação de cálculos de cálcio (LCC). Urological Research, (Jun), 19.

105. Okoli, C. O., Ezike, A. C., Akah, P. A., Udegbunam, S. O., Okoye, T. C., Mbanu, T. P., & Ugwu, E. (2009). Estudos sobre a cicatrização de feridas e actividades antiulcerosas do extrato de partes aéreas de *Phyllanthus niruri* L. (Euphorbiaceae). Jornal Americano de Farmacologia e Toxicologia, 4(4),118-126.https://doi.org/10.3844/ajptsp.2009.118.126

106. Osna, N. A., Donohue, T. M., Jr., & Kharbanda, K. K. (2017). Doença hepática alcoólica: Patogênese e gestão atual. Pesquisa sobre álcool: Revisões actuais, 38(2), 147-161.

107. Oyebode, O., Kandala, N. B., Chilton, P. J., & Lilford, R. J. (2016). Utilização da medicina tradicional em países de rendimento médio: Um estudo WHO-SAGE. Health Policy and Planning, 31(8), 984-991. https://doi.org/10.1093/heapol/czw022

108. Pan, S. Y., Litscher, G., Gao, S. H., et.al., (2014). Perspetiva histórica das práticas médicas tradicionais indígenas: O atual renascimento e conservação dos recursos herbais. Medicina Complementar e Alternativa Baseada em Evidências: eCAM, 2014, 525340. https://doi.org/10.1155/2014/525340 . Epub 27 de abril de 2014. PubMed: 24872833, PubMed Central: PMC4020364

109. Pan, S. Y., Litscher, G., Gao, S. H., Zhou, S. F., Yu, Z. L., Chen, H. Q., Zhang, S. F., Tang, M. K., Sun, J. N., & Ko, K. M. (2014). Perspetiva histórica das práticas médicas tradicionais indígenas: O atual renascimento e conservação dos recursos herbais. Medicina Complementar e Alternativa Baseada em Evidências: eCAM, 2014, 525340. https://doi.org/10.1155/2014/525340

110. Petrovska, B. B. (2012). Revisão histórica da utilização de plantas medicinais. Pharmacognosy Reviews, 6(11), 1-5. https://doi.org/10.4103/0973-7847.95849

111. Pettersen, E. F., Goddard, T. D., Huang, C. C., Couch, G. S., Greenblatt, D. M., Meng, E. C., & Ferrin, T. E. (2004). UCSF Chimera - Um sistema de visualização para investigação e análise exploratórias. Journal of Computational Chemistry, 25(13), 16051612. https://doi.org/10.1002/jcc.20084

112. Pucci, N. D., Marchini, G. S., Mazzucchi, E., Reis, S. T., Srougi, M., Evazian, D., & Nahas, W. C. (2018). Efeito do *Phyllanthus niruri* nos parâmetros metabólicos de pacientes com cálculo renal: Uma perspetiva para prevenção de doenças. International Braz j Urol, 44(4), 758-764. https://doi.org/10.1590/S1677-5538.IBJU.2017.0521

113. Ranilla, L. G., Apostolidis, E., & Shetty, K. (2012). Atividade antimicrobiana de uma planta medicinal amazônica (Chancapiedra) (*Phyllanthus niruri* L.) contra Helicobacter pylori e bactérias do ácido lático. Phytotherapy Research, 26(6), 791-799. https://doi.org/10.1002/ptr.3646

114. Ravishankar, B., & Shukla, V. J. (2007). Sistemas indianos de medicina: Um breve perfil. African Journal of Traditional, Complementary, and Alternative Medicines, 4(3), 319-337. https://doi.org/10.4314/ajtcam.v4i3.31226

115. Ravishankar, B., & Shukla, V. J. (2007). Sistemas indianos de medicina: Um breve perfil. African Journal of Traditional, Complementary, and Alternative Medicines, 4(3), 319-337. https://doi.org/10.4314/ajtcam.v4i3.31226

116. Repetto, M. G., & Llesuy, S. F. (2002). Propriedades antioxidantes de compostos naturais utilizados na medicina popular para úlceras gástricas. Brazilian Journal of Medical and Biological Research, 35(5), 523-534. https://doi.org/10.1590/s0100-879x2002000500003

117. Reshetnyak, V. I. (2013). Mecanismos bioquímicos fisiológicos e moleculares da formação da bílis. World Journal of Gastroenterology, 19(42), 7341-7360. https://doi.org/10.3748/wjg.v19.i42.7341

118. Robinson, P. K. (2015). Enzymes: Princípios e aplicações biotecnológicas. Essays in Biochemistry, 59, 1-41. https://doi.org/10.1042/bse0590001

119. Row, L. R., Srinivasulu, C., Smith, M., & Subba Rao, G. S. R. (1964). Novas lignanas de *Phyllanthus niruri* Linn. Tetrahedron Letters, 5(24), 1557-1567. https://doi.org/10.1016/0040-4039(64)83053-7

120. Ruch, R. J., Cheng, S. J., & Klaunig, J. E. (1989). Prevenção da citotoxicidade e inibição da comunicação intercelular por catequinas antioxidantes isoladas do chá verde chinês. Carcinogenesis, 10(6), 1003-1008.

https://doi.org/10.1093/carcin/10.6.1003

121. Rushton, B., & Murray, M. (1977, julho). Patologia hepática de uma infeção experimental primária de Fasciola hepatica em ovinos. Journal of Comparative Pathology, 87(3), 459-470. https://doi.org/10.1016/0021-9975(77)90035-4, PubMed: 908772

122. Saeidnia, S., Gohari, A., Mokhber-Dezfuli, N., & Kiuchi, F. (2011). Uma revisão sobre fitoquímica e propriedades medicinais do género Achillea. Daru, 19(3), 173-186.

123. Sarkar, M. K., & Sil, P. C. (2007). Os hepatócitos são protegidos pelo isolado proteico da erva *Phyllanthus niruri* contra a toxicidade da tioacetamida. Pathophysiology, 14(2), 113-120. https://doi.org/10.1016/j.pathophys.2007.08.001

124. Sarkar, M. K., & Sil, P. C. (2010). Prevenção do comprometimento oxidativo induzido pelo hidroperóxido de butilo terciário e morte celular por uma nova molécula de proteína antioxidante isolada da erva, *Phyllanthus niruri*. Toxicology in Vitro, 24(6), 1711-1719. https://doi.Org/10.1016/j.tiv.2010.05.014

125. Sasidharan, S., Chen, Y., Saravanan, D., Sundram, K. M., & Yoga Latha, L. (2011). Extração, isolamento e caraterização de compostos bioactivos de extractos de plantas. African Journal of Traditional, Complementary, and Alternative Medicines, 8(1), 1-10. https://doi.org/10.4314/ajtcam.v8i1.60483

126. Savrikar, S. S., & Ravishankar, B. (2011). Introdução ao "Rasashaastra", a iatroquímica da Ayurveda. Jornal Africano de Medicinas Tradicionais, Complementares e Alternativas, 8(5), Supl., 66-82. https://doi.org/10.4314/ajtcam.v8i5S.1

127. Sawant, L., Pandita, N., & Prabhakar, B. (2010, abril). Determinação do ácido gálico em Phyllanthus emblica Linn. pó de fruta seca por HPTLC. Journal of Pharmacy and Bioallied Sciences, 2(2), 105-108. https://doi.org/10.4103/0975-7406.67012, PubMed: 21814441, PubMed Central: PMC3147091.(para isolamento)

128. Seyama, Y., & Kokudo, N. (2009, fevereiro). Avaliação da função hepática para uma ressecção hepática segura. Hepatology Research, 39(2), 107-116.

https://doi.org/10.1111/j.1872-034X.2008.00441.x , PubMed: 19208031

129. Shah, S., Chaple, D., Arora, S., Yende, S., Moharir, K., & Lohiya, G. (2021). Explorando os constituintes ativos de Oroxylum indicum na intervenção do novo coronavírus (COVID-19) com base no método de ancoragem molecular. Modelação e análise de redes em informática e bioinformática da saúde, 10(1), 8.

https://doi.org/10.1007/s13721-020-00279-y

130. Sharma, P., & Arora, A. (2020). Apresentação clínica da doença hepática alcoólica e da doença hepática gorda não alcoólica: Espectro e diagnóstico. Translational Gastroenterology and Hepatology, 5, 19. https://doi.org/10.21037/tgh.2019.10.02

131. Sheng-Ji, P. (2001). Abordagens etnobotânicas dos estudos de medicina tradicional: Algumas experiências da Ásia. Pharmaceutical Biology, 39, Suppl. 1, 74-79. https://doi.org/10.1076/phbi.39.s1.74.0005, PubMed: 21554174

132. Shimizu, M., Hories, S., Terashima, S., Uneo, H., Hayashi, T., Arisawa, M., Suzuki, S., Yoshizaki, M., & Morita. Estudos sobre inibidores da aldose redutase a partir de produtos naturais. 11. Componentes activos de uma droga bruta de paraguyana "Para- Paraimi, *Phyllanthus niruri* Chem Pharrn Bull. Sep,37(9), 1989 (pp. 2531-2532).

133. Skalicka-Wozniak, K., & Garrard, I. (2014). Cromatografia em contracorrente para a separação de terpenóides: Uma revisão abrangente em relação aos sistemas de solventes utilizados. Revisões de fitoquímica: Proceedings of the Phytochemical Society of Europe, 13(2), 547-572. https://doi.org/10.1007/s11101-014-9348-2

134. Sofowora, A., Ogunbodede, E., & Onayade, A. (2013). O papel e o lugar das plantas medicinais nas estratégias de prevenção de doenças. Revista Africana de Medicinas Tradicionais, Complementares e Alternativas, 10(5), 210-229.

https://doi.org/10.4314/ajtcam.v10i5.2

135. Sticova, E., & Jirsa, M. (2013). Novos insights sobre o metabolismo da bilirrubina e suas implicações clínicas. World Journal of Gastroenterology, 19(38), 6398-6407. https://doi.org/10.3748/wjg.v19.i38.6398

136. Streejayan, N., & Rao, M. N. A. (1997). Eliminação de óxido nítrico por curcuminoides. Journal of Pharmacy and Pharmacology, 49, 105-107.

137. Sultana, S., Asif, H. M., Nazar, H. M., Akhtar, N., Rehman, J. U., & Rehman, R. U. (2014). Plantas medicinais que combatem o cancro - uma abordagem anticancerígena verde. Jornal do Pacífico Asiático de Prevenção do Cancro: APJCP, 15(11), 4385-4394. https://doi.org/10.7314/apjcp.2014.15.11.4385, PubMed: 24969858

138. Sumbul, S., Ahmad, M. A., Asif, M., Akhtar, M., & Saud, I. (2012). Padronização físico-química e fitoquímica de bagas de Myrtus communis Linn. Journal of Pharmacy and Bioallied Sciences, 4(4), 322-326. https://doi.org/10.4103/0975-7406.103266

139. Sundaram, J., Mellein, B. R., & Mitragotri, S. (2003). Um estudo experimental e análise teórica da permeabilização das membranas celulares induzida por ultra-sons. Biophysical Journal, 84(5), 3087-3101. https://doi.org/10.1016/S0006-3495(03)70034-4

140. Sundararajan, R., Haja, N. A., Venkatesan, K., Mukherjee, K., Saha, B. P., Bandyopadhyay, A., & Mukherjee, P. K. (2006, 16 de março). Cytisus scoparius link- Um antioxidante natural. BMC Complementary and Alternative Medicine, 6, 8. https://doi.org/10.1186/1472-6882-6-8, PubMed: 16542432, PubMed Central: PMC1475640

141. Syamasundar, K. V., Singh, B., Thakur, R. S., Husain, A., Kiso, Y., & Hikino, H. (1985). Princípios anti-hepatoprotectores das ervas *de Phyllanthus niruri*. Journal of Ethnopharmacology, 14(1), 41-44. https://doi.org/10.1016/0378-8741(85)90026-1

142. Tabassum, N., Chattervedi, S., Agarwal, S., & Ahemed, N. (2005). Estudos hepatoprotectores de *Phyllanthus niruri* sobre danos nas células hepáticas induzidos por paracetmol em ratos albinos. Jornal de Medicina Experimental, 2(4, outubro-dezembro).

143. Tang, Y. Q., Jaganath, I. B., & Sekaran, S. D. (2010). Phyllanthus spp. induz a inibição selectiva do crescimento das células cancerígenas humanas PC-3 e MeWo através da modulação do ciclo celular e da indução de apoptose. PLOS ONE, 5(9), e12644. https://doi.org/10.1371/journal.pone.0012644

144. Teixeira, A. M., & Sousa, C. (2021). Uma revisão sobre a atividade biológica de espécies de Camellia. Molecules, 26(8), 2178. https://doi.org/10.3390/molecules26082178 144. Theerakulpisut, P., Kanawapee, N., Maensiri, D., Bunnag, S., & Chantaranothai, P. (2008). Desenvolvimento de marcadores SCAR específicos para a identificação de três espécies medicinais de Phyllanthus. J. Systemat Evol., 46, 614-621.

145. Thompson, D. C., & Trush, M. A. (1988, outubro). Enhancement of butylated hydroxytoluene-induced mouse lung damage by butylated hydroxyanisole. Toxicology and Applied Pharmacology, 96(1), 115-121.

https://doi.org/10.1016/0041-008x(88)90253-0, PubMed: 3188016

146. Thyagarajan, S. P. (1987). Efeito de um extrato de *Phyllanthus niruri* sobre o vírus da hepatite B e da hepatite da marmota em estudos in vitro e in vivo. Actas da Academia Nacional de Ciências dos Estados Unidos da América, 84, 274-288.

147. Tiwari, S., Upadhyay, N., Singh, A. K., Meena, G. S., & Arora, S. (2019). Extração sem solvente orgânico de carotenóides de bio-resíduos de cenoura e suas propriedades físico-químicas. Jornal de Ciência e Tecnologia de Alimentos, 56(10), 4678-4687. https://doi.org/10.1007/s13197-019-03920-5

148. Toklu, H. Z., & Hussain, A. (2013). A face em mudança da prática farmacêutica e a necessidade de um novo modelo de educação farmacêutica. Journal of Young Pharmacists: JYP, 5(2), 38-40. https://doi.org/10.1016/j.jyp.2012.09.001

149. Tona, L., Cimanga, R. K., Mesia, K., Musuamba, C. T., Bruyne, T. D., & Apers.S., Hernas, N., Van Miert, S., Pieters,L., Vlietinck. AJ.,2004. Atividade antiplasmódica in vitro de extractos e fracções de sete plantas medicinais utilizadas na República Democrática do Congo. J Ethnophormacol Jul, 93(1),27-32.

150. Ueno, T., & Komatsu, M. (2017, março). Autofagia no fígado: Funções na saúde e na doença. Revisões da natureza. Gastroenterologia e Hepatologia, 14(3), 170184. https://doi.org/10.1038/nrgastro.2016.185 . Epub 5 de janeiro de 2017. PubMed: 28053338

151. Valko, M., Rhodes, C. J., Moncol, J., Izakovic, M., & Mazur, M. (2006, 10 de março). Radicais livres, metais e antioxidantes no cancro induzido pelo stress oxidativo. Chemico-Biological Interactions, 160(1), 1-40.

https://doi.org/10.1016/j.cbi.2005.12.009. Epub 23 de janeiro de 2006. PubMed: 16430879 152. Vamathevan, J., Clark, D., Czodrowski, P., Dunham, I., Ferran, E., Lee, G., Li, B., Madabhushi, A., Shah, P., Spitzer, M., & Zhao, S. (2019). Aplicações de aprendizado de máquina na descoberta e desenvolvimento de medicamentos. Revisões da natureza. Drug Discovery, 18(6), 463-477. https://doi.org/10.1038/s41573-019-0024-5

153. Venkata Syamasundar, K. (1985). Foram observadas acções inibitórias significativas com a filantina e a hipofilantina na prevenção de lesões celulares produzidas pelo CCI-4. Jour. of Ethanophara, 14, 41-44.

154. Venkatesh, S. K., Chandan, V., & Roberts, L. R. (2014). Massas hepáticas: Uma perspetiva clínica, radiológica e patológica. Gastroenterologia Clínica e Hepatologia, 12(9), 1414-1429. https://doi.org/10.1016/j.cgh.2013.09.017

155. Venkateswaran, P. S., Millman, I., & Blumberg, B. S. (1987). Efeitos de um extrato de *Phyllanthus niruri* sobre os vírus da hepatite B e da hepatite de woodchuck: Estudos in vitro e in vivo. Actas da Academia Nacional de Ciências dos Estados Unidos da América, 84(1), 274-278. https: //doi.org/ 10.1073/pnas .84.1.274

156. Venkateswaran, P. S., Millman, I., & Blumberg, B. S. (1987). Efeitos de um extrato de *Phyllanthus niruri* sobre os vírus da hepatite B e da hepatite de woodchuck: Estudos in vitro e in vivo. Actas da Academia Nacional de Ciências dos Estados Unidos da América. Actas da Academia Nacional de Ciências dos Estados Unidos da América, 84(1), 274-278. https://doi.org/10.1073/pnas.84.1.274

157. Verdonk, M. L., Cole, J. C., Hartshorn, M. J., Murray, C. W., & Taylor, R. D. (2003). Melhoria do acoplamento proteína-ligante usando ouro. Proteins, 52(4), 609-623. https://doi.org/10.1002/prot.10465

158. Vienken, J., & Christmann, H. (2006, abril). Como é que as toxinas do fígado podem ser removidas? Filtração e adsorção com o sistema Prometheus. Therapeutic Apheresis and Dialysis, 10(2), 125-131. https://doi.org/10.1111/j.1744-9987.2006.00353.x , PubMed: 16684213

159. Visveswaran, D., & Santrani, T. (1985). Efeito de *Phyllanthus niruri* e Ricinus communis na hepatotoxicidade induzida por tetracloreto de carbono em coelhos. Jornal Indiano de Ciências Farmacêuticas, 48, 160.

160. Wang, J., Dean, D. C., Hornicek, F. J., Shi, H., & Duan, Z. (2019, janeiro). Sequenciamento de RNA (RNA-Seq) e sua aplicação no câncer de ovário. Gynecologic Oncology, 152(1), 194-201. https://doi.org/10.1016/j.ygyno.2018.10.002 . Epub 5 de outubro de 2018. PubMed: 30297273

161. Wang, K. S., Secção de Cirurgia, Comité do Feto e do Recém-Nascido e Rede de Investigação de Doenças Hepáticas na Infância. (2015). Triagem neonatal para atresia biliar. Pediatrics, 136(6), e1663-e1669. https://doi.org/10.1542/peds.2015-3570

162. Wei, W., Li, X., Wang, K., Zheng, Z., & Zhou, M. (2012). Lignanas com atividades do vírus da anti-hepatite B de *Phyllanthus niruri* L. Phytotherapy Research: PTR, 26(7), 964-968. https://doi.org/10.1002/ptr.3663

163. Winterbourn, C. C. (1993, janeiro). Superóxido como um sumidouro de radicais intracelulares. Free Radical Biology and Medicine, 14(1), 85-90. https://doi.org/10.1016/0891-5849(93)90512-s, PubMed: 8384151

164. Wu, L., Chen, W., & Wang, Z. (2021, 28 de outubro). Medicina tradicional indiana na China: O status quo de reconhecimento, desenvolvimento e pesquisa. Journal of Ethnopharmacology, 279, 114317. https://doi.org/10.1016/j.jep.2021.114317. Epub 8 de junho de 2021. PubMed: 34111541

165. Yildirim, A., Oktay, M., & Bilaloglu, V. (2001). A atividade antioxidante das folhas de Cydonia vulgaris. Jornal Turco de Ciências Médicas, 31, 23-27.

166. Yuan, H., Ma, Q., Ye, L., & Piao, G. (2016). A medicina tradicional e a medicina moderna a partir de produtos naturais. Molecules, 21(5),559. https://doi.org/10.3390/molecules21050559

167. Zhang, Q. W., Lin, L. G., & Ye, W. C. (2018). Técnicas de extração e isolamento de produtos naturais: Uma revisão abrangente. Medicina Chinesa, 13, 20. https://doi.org/10.1186/s13020-018-0177-x

168. Zhang, Q. W., Lin, L. G., & Ye, W. C. (2018). Técnicas de extração e isolamento de produtos naturais: Uma revisão abrangente. Medicina Chinesa, 13, 20. https://doi.org/10.1186/s13020-018-0177-x

169. Zimmerman, H. J., Kodera, Y., & West, M. (1965). Taxa de aumento dos níveis plasmáticos de enzimas citoplasmáticas e mitocondriais na hepatotoxicidade experimental do tetracloreto de carbono. Journal of Laboratory and Clinical Medicine, 66, 315-323.

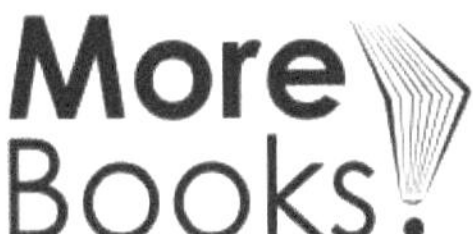

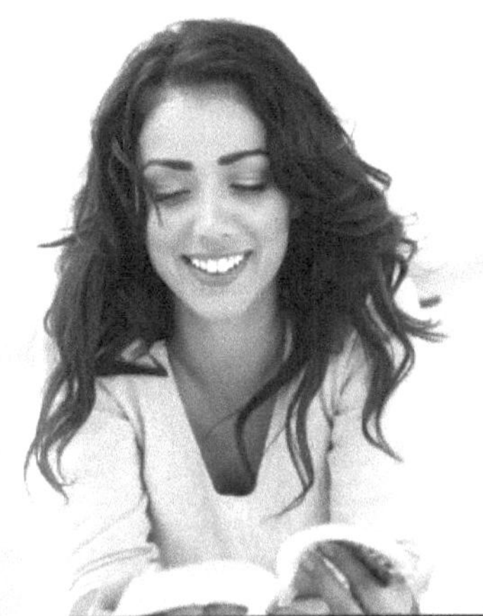

I want morebooks!

Buy your books fast and straightforward online - at one of world's fastest growing online book stores! Environmentally sound due to Print-on-Demand technologies.

Buy your books online at
www.morebooks.shop

Compre os seus livros mais rápido e diretamente na internet, em uma das livrarias on-line com o maior crescimento no mundo! Produção que protege o meio ambiente através das tecnologias de impressão sob demanda.

Compre os seus livros on-line em
www.morebooks.shop

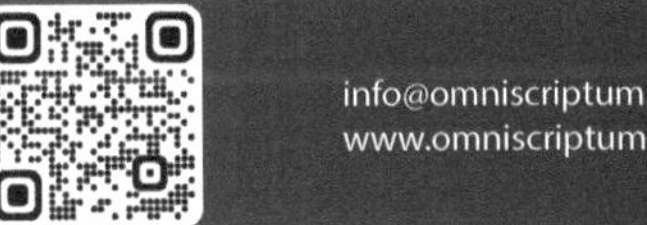

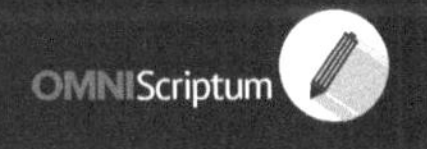